International Handbook of Ear Reflex Points

by Terry Oleson, Ph.D.

國際耳針手冊

Manuel Internacional de Points de Reflex de l'Oreille

Manual Internacional de Puntos de Reflejo de la Oreja

Internationales Handbuch der Ohr - Reflexpunkte

耳反射点の国際ハンドブック

국제 이개(耳介) 반사점 안내서

МЕЖДУНАРОДНЫЙ УКАЗАТЕЛЬ РЕФЛЕКТОРНЫХ ТОЧЕК УШНОЙ РАКОВИНЫ

کتابچهٔ بین‌المللی عکس‌العمل‌های گوش

Health Care Alternatives   **Los Angeles, California**

Copyright © 1995 by Terry Oleson, Ph.D.

Published by :

Health Care Alternatives
8033 Sunset Blvd., Suite # 2657
Los Angeles, CA 90046 U.S.A.

All rights reserved.

No part of this publication may be reproduced, stored in a retrieval system, or transmitted, in any form or by any means, electronic, mechanical, photocopying, recording, or otherwise, without prior permission of the author.

Printed in the United States of America.

Library of Congress Cataloging-in-Publication Data

Oleson, Terry
    International Handbook of Ear Reflex Points / Terry Oleson
       p. cm.
    Includes bibliographical references and index.

    ISBN 0-9629415-3-0 (paperback)

For additional copies of this book, please contact :

Health Care Alternatives
8033 Sunset Blvd., Suite # 2657
Los Angeles, CA 90046 U.S.A.

Telephone: 213 . 656 . 2084
FAX: 213 . 656 . 2085

Dedication

To My Parents,
Edna and Malcolm Oleson,
of Pacific Palisades, California

Thank you both for the continued support you have shown me throughout my entire life.

Other publications available from Health Care Alternatives:

Auriculotherapy Manual : Chinese and Western Systems of Ear Acupuncture
    by Terry Oleson, Ph.D.

UCLA Research Studies in Auricular Acupuncture by Terry Oleson, Ph.D.

Ear Reflex Points colored wall chart by Terry Oleson, Ph.D.

For copies of these other books and chart, please contact your local distributor or:

Health Care Alternatives
8033 Sunset Blvd., Suite # 2657
Los Angeles, CA 90046 U.S.A.

Telephone: 213 . 656 . 2084
FAX: 213 . 656 . 2085

Acknowledgments

I would like to express my sincere gratitude to a number of people who have assisted me with the determination of the appropriate anatomical location of different ear reflex points and the translation of this material into different foreign languages. This integrated compilation of both Chinese and French perspectives of ear acupuncture into a single auricular nomenclature system, communicated in several foreign languages for international understanding, was a complicated and ambitious undertaking. The excellent work of the following individuals was essential for completing this noteworthy task.

I first would like to thank Dr. Li Qun Zhou, of the Beijing College of Acupuncture - Moxibustion, for his extensive translation of the auricular microsystem points into both Chinese script and into the English pronunciation of the Chinese script using the Pinyin system. His knowledge of the current Chinese research on ear acupuncture nomenclature was instrumental in this scientific endeavor to achieve an internationally standardized ear reflex point system. In addition, I would like to also convey my gratitude to Connie Chang and TR Printing, of Torrance, California, for their generous and invaluable work in translating and typesetting Dr. Zhou's work into English. I also would like to express my appreciation to Dr. Tony Lam for his able assistance in reviewing these translations.

The translation of the auricular microsystem points into European languages was accomplished with the astute contributions of the following individuals: Dr. Miki Shima, Yagan Totain, and Sixto Sicilia for *French*, Enrique Lopez and Sixto Sicilia for *Spanish*, and Carlo Farahany for *German*. Asian language translations were accomplished with the diligent work of Yae Koda and Dr. Miki Shima for *Japanese* and of Jung Han and Hyung Tae Kim for *Korean*. The translations of these ear points into *Russian* by Svetlana Yanovskaya were verified and completed by Alta and Igor Kotler, the latter associated with the UCLA Foreign Language Department. *Persian* translations were achieved by the fine work of Shala Parsa, Parnaveh Zia, Fariba Nazer, and Raha Nazer. Several of these individuals, Jung Han, Hyung Tae Kim, Shala Parsa, and Yagan Totain, were all acupuncture students I worked with at Emperor's College of Traditional Oriental Medicine, in Santa Monica, California.

I would also like to acknowledge the talented, computer graphic work of Jim Inoda, of Gardena, California, for creating the excellent pictures of the ear that were used in this book. He also produced the beautiful artwork for the accompanying *Ear Reflex Points* colored wall chart. My computer desk top publishing efforts were greatly facilitated by the genius of two computer systems analysts, David Sanders and Derek Dewees. I am also greatly indepted to Tim McCracken for all of his persistent and diligent technical work in completing this book.

Of course, none of this work would be possible without the innovative, pioneering discoveries of Dr. Paul Nogier. I feel privileged that I was able to interact with Dr. Nogier when he visited California and when I attended World Health Organization meetings and scientific conferences with him in Lyon, France. I want to further acknowledge the following persons who provided valuable feedback on the location of ear acupuncture points for auricular treatment plans: Dr. Nolan Cordon, Dr. Ralph Alan Dale, Dr. Edward Demirgian, Dr. Joseph Helms, Dr. Jay Holder, Dr. Steven Meeker, Dr. Michael Smith, and Mr. Jim Shores. Finally, I want to thank Dr. Richard Kroening and Dr. David Bresler for introducing me to this fascinating field of auriculotherapy.

Acknowledgments

Li - Qun Zhou, M.D. - *Chinese*
Beijing College of Acupuncture - Moxibustion
P. O. Box 8531
Beijing 10015   China (P.R.)

Yagan Totain - *French*
Emperor's College
1807 Wilshire Blvd., # B
Santa Monica, CA 90403   U.S.A

Enrique Lopez - *Spanish*
University of California, Los Angeles
405 Hilgard Ave.
Los Angeles, CA 90024   U.S.A.

Carlo Farahany - *German*
California Graduate Institute
1100 Glendon Ave., #1118
Los Angeles, CA 90024   U.S.A.

Yae Koda - *Japanese*
123 Greenbrae Boardwalk
Greenbrae, CA 94904   U.S.A.

Hyung Tae Kim - *Korean*
Emperor's College
1807 Wilshire Blvd., # B
Santa Monica, CA 90403   U.S.A.

Alta and Igor Kotler - *Russian*
UCLA Foreign Language Department
18500 Mayall St.
Northridge, CA 91324   U.S.A.

Shala Parsa - *Persian*
Emperor's College
1807 Wilshire Blvd., # B
Santa Monica, CA 90403   U.S.A.

Jim Inoda - *Computer Graphics*
17209 S. Figueroa St., # C
Gardena, CA 92668   U.S.A.

Tony Lam, M.D. - *Chinese*
2440 S. Hacienda Blvd., #105
Hacienda Heights, CA 91745   U.S.A.

Miki Shima, M.D. - *French & Japanese*
21 Tamil Vista, #110
Corte Madera, CA 94925   U.S.A.

Sixto Sicilia - *Spanish & French*
10474 Santa Monica Blvd., #300
Los Angeles, CA 90025   U.S.A.

Jung Han - *Korean*
Emperor's College
1807 Wilshire Blvd., # B
Santa Monica, CA 90403   U.S.A.

Svetlana Yanovskaya - *Russian*
727 Collins Ave., #302
Miami Beach, FL 33139   U.S.A.

Fariba and Raha Nazer - *Persian*
18107 Sherman Way, #215
Reseda, CA   U.S.A.

Table of Contents - English

1. Introduction 1
2. Figures for *EAR REFLEX POINTS* Chart 3
3. International Auricular Coding System
   - 3.1 Auricular Microsystem Codes (MA) 25
   - 3.2 Auricular Zone Codes (AZ) 28
4. Auricular Views 30
5. Auricular Zones 34
6. Auricular Landmarks 46
7. Auricular Microsystem Points
   - 7.01 Master Points 52
   - 7.02 Musculoskeletal Body 58
   - 7.03 Lower Limbs 68
   - 7.04 Upper Limbs 74
   - 7.05 Head and Face 80
   - 7.06 Sensory Organs 86
   - 7.07 Digestive System 92
   - 7.08 Thoracic Organs 98
   - 7.09 Abdominal Organs 104
   - 7.10 Endocrine Glands 110
   - 7.11 Peripheral Nervous System 116
   - 7.12 Subcortical Central Nervous System 122
   - 7.13 Cortical Central Nervous System 130
   - 7.14 Primary Chinese Functional Points 136
   - 7.15 Secondary Chinese Functional Points 142
   - 7.16 Primary French Functional Points 148
   - 7.17 Secondary French Functional Points 154
8. Ear Reflex Points in Each Auricular Zone 160
9. Auriculotherapy Treatment Plans 172
10. References 211
11. Index 216

Table of Contents - Chinese

1. 序 2
2. 耳穴反射圖的數字代號 3
3. 國際耳穴對照系統
    3.1 全息耳穴編碼系統 25
    3.2 耳穴分區編碼系統 28
4. 耳廓外觀 30
5. 耳穴分區 34
6. 耳部定位標記 46
7. 全息耳穴
    7.01 主穴 52
    7.02 運動系統 58
    7.03 下肢 68
    7.04 上肢 74
    7.05 頭和面 80
    7.06 感覺器官 86
    7.07 消化系統 92
    7.08 胸部器官 98
    7.09 腹部器官 104
    7.10 內分泌腺 110
    7.11 周圍神經系統 116
    7.12 皮質下中樞神經系統 122
    7.13 皮質中樞神經系統 130
    7.14 中國首選作用點 136
    7.15 中國次選作用點 142
    7.16 法國首選作用點 148
    7.17 中國次選作用點 154
8. 耳穴反射點在耳穴分區中的情況 160
9. 耳穴治療計劃 172
10. 參考資料 211
11. 目錄 219

Table of Contents - French   Tables des Matiéres - Français

1.	Introduction	1
2.	Figures pour le Diagramme des *POINTS REFLEX D'OREILLES*	4
3.	Système de Code Auriculaire Internationale	
	3.1 Codes du Microsystème Auriculaires (MA)	25
	3.2 Codes des Zones Auriculaires (AZ)	28
4.	Vues Auriculaires	32
5.	Zones Auriculaires	36
6.	Points de Repère Auriculaires	48
7.	Points Microsystème Auriculaires	
	7. 01 Points Maîtres	54
	7. 02 Corp Musculoskeletal	60
	7. 03 Membres Inférieurs	70
	7. 04 Membres Supérieurs	76
	7. 05 Visage et Tête	82
	7. 06 Organes Sensoriel	88
	7. 07 Système Digestif	94
	7. 08 Organes Thoraciques	100
	7. 09 Organes Abdominal	106
	7. 10 Glandes Endocrines	112
	7. 11 Système Nerveux Périphériale	118
	7. 12 Système Nerveux Central Subcortical	124
	7. 13 Système Nerveux Central Cortical	132
	7. 14 Points Fonctionnel Chinois Primaires	138
	7. 15 Points Fonctionnel Chinois Secondaires	144
	7. 16 Points Fonctionnel Français Primaires	150
	7. 17 Points Fonctionnel Français Secondaires	156
8.	Point Reflex d'Oreille dans les Zones Auriculaires	160
9.	Plans de Traitement Auriculotherapy	172
10.	References	211
11.	Index	222

Table of Contents - Spanish   Cotenido - Español

1. Introdución 1
2. Figuras para Puntos de *REFLEJO DE LA OREJA* 4
3. Sistema Código Auricular Internacional
   - 3.1 Códigos del Microsistema Auricular (MA) 25
   - 3.2 Códigos de la Zonas Auriculares (AZ) 28
4. Vistas Auriculares 32
5. Regiones Auriculares 36
6. Marcas Auriculares 48
7. Microsistema de Puntos Auriculares
   - 7.01 Puntos Maestros 54
   - 7.02 Musculoesquelético 60
   - 7.03 Miembros Inferiores 70
   - 7.04 Miembros Superiores 76
   - 7.05 Cabeza y Rostro 82
   - 7.06 Organos Sensoriales 88
   - 7.07 Sistema Digestivo 94
   - 7.08 Organos Torácicos 100
   - 7.09 Organos Abdominales 106
   - 7.10 Glándula Endocrina 112
   - 7.11 Sistema Periférico Nervioso 118
   - 7.12 Sistema Central Nervioso Subcortical 124
   - 7.13 Sistema Central Nervioso Cortical 132
   - 7.14 Funcionales Chinos Primarios 138
   - 7.15 Funcionales Chinos Segondarios 144
   - 7.16 Funcionales Franceses Primarios 150
   - 7.17 Funcionales Franceses Segondarios 156
8. Puntos de Reflejo de la Oreja en las Zonas Auriculares 160
9. Tratamiento de Terapia Auricular 173
10. Referencias 211
11. Índice 225

Table of Contents - German   Inhaltsverzeichnis - Deutsch

1. Einführung 1
2. Abbildungen der *OHRREFLEXPUNKTE* 5
3. Internationales Aurikularcodecode System
   - 3.1 Aurikulare Mikrosystemcode (MA) 25
   - 3.2 Aurikulare Zonencode (AZ) 28
4. Aurikulare Ansichten 32
5. Aurikulare Zonen 36
6. Ohr - Orientierungspunkte 48
7. Aurikulare Mikrosystempunkte
   - 7.01 Meisterpunkte 54
   - 7.02 Muskeln und Knochen des Körpers 60
   - 7.03 Untere Gliedmaßen 70
   - 7.04 Obere Gliedmaßen 76
   - 7.05 Kopf und Gesicht 82
   - 7.06 Sinnesorgane 88
   - 7.07 Verdauungssystem 94
   - 7.08 Brustorgane 100
   - 7.09 Bauchorgane 106
   - 7.10 Endokrine Drüsen 112
   - 7.11 Peripheres Nervensystem 118
   - 7.12 Subkorticales Zentralnervensystem 124
   - 7.13 Korticales Zentralnervensystem 132
   - 7.14 Primäre chinesische Funktionspunkte 138
   - 7.15 Sekundäre chinesische Funktionspunkte 144
   - 7.16 Primäre französische Funktionspunkte 150
   - 7.17 Sekundäre französische Funktionspunkte 156
8. Ohrreflexpunkte in aurikularen Zonen 160
9. Ohrakupuntur - Behandlungspläne 173
10. Literatur 211
11. Stichwortverzeichnis 228

Table of Contents - Japanese

1. はじめに 2
2. 耳反射点図 6
3. 国際耳介記号システム
   - 3.1 耳介ミクロシステム記号 25
   - 3.2 耳介帯記号 28
4. 耳介図 33
5. 耳介帯 37
6. 耳介指標 49
7. 耳介ミクロシステム点
   - 7.01 支配点 55
   - 7.02 筋骨格 61
   - 7.03 上肢 71
   - 7.04 下肢 77
   - 7.05 頭と顔 83
   - 7.06 感覚器官 89
   - 7.07 消化器系 95
   - 7.08 咽喉器官 101
   - 7.09 内蔵器官 107
   - 7.10 内分泌腺 113
   - 7.11 末梢神経系 119
   - 7.12 皮質下中枢神経系 125
   - 7.13 皮質中枢神経系 133
   - 7.14 中国鍼第一機能点 139
   - 7.15 中国鍼第二機能点 145
   - 7.16 フランス鍼第一機能点 151
   - 7.17 フランス鍼第二機能点 157
8. 耳介帯内の耳反射点 160
9. 耳介療法の治療計画 174
10. 参考文献 211
11. 索引 231

Table of Contents - Korean (목차)

1. 서론 2
2. 이개 반사점 도해 6
3. 국제 이침 코드체계
   - 3.1 이개 마이크로 시스템 코드 25
   - 3.2 이개 구역 코드 28
4. 이개 평면도 33
5. 이개 구역 37
6. 이개 표식 49
7. 이침 혈위
   - 7.01 주혈 55
   - 7.02 근골격 61
   - 7.03 상지 71
   - 7.04 하지 77
   - 7.05 두면 83
   - 7.06 감각기관 89
   - 7.07 소화기계 95
   - 7.08 흉곽내 장기 101
   - 7.09 복강내 장기 107
   - 7.10 분비선 113
   - 7.11 말초신경계 119
   - 7.12 피질하 중추신경계 125
   - 7.13 피질 중추신경계 133
   - 7.14 중국 주이침혈 139
   - 7.15 중국 차이침혈 145
   - 7.16 프랑스 주이침혈 151
   - 7.17 프랑스 차이침혈 157
8. 이개 구역내에서의 반사점 160
9. 이침료법 치료계획 174
10. 참고 211
11. 색인 234

xiii

Table of Contents - Russian Содержание

1. Вступление ... 2
2. Схема рефлекторных точек ... 7
3. Интернациональная система аурикулярных обозначений (кодов)
   - 3.1 Обозначения (коды) аурикулярной микросистемы (МА) ... 25
   - 3.2 Обозначения (коды) аурикулярных зон (AZ) ... 28
4. Поверхности уха ... 33
5. Различные аурикулярные зоны ... 37
6. Топография ушной раковины ... 49
7. Точки аурикулярной микросистемы:
   - 7.01 главные точки ... 55
   - 7.02 скелетно-мышечные ... 61
   - 7.03 верхних конечностей ... 71
   - 7.04 нижних конечностей ... 77
   - 7.05 головные и лицевые ... 83
   - 7.06 органов чувств ... 89
   - 7.07 системы пищеварения ... 95
   - 7.08 органов грудной клетки ... 101
   - 7.09 органов брюшной полости ... 107
   - 7.10 эндокринной железы ... 113
   - 7.11 периферической нервной системы ... 119
   - 7.12 подкорковой центральной нервной системы ... 125
   - 7.13 корковой центральной нервной системы ... 133
   - 7.14 китайские основные функциональные точки ... 139
   - 7.15 китайские второстепенные функциональные точки ... 145
   - 7.16 французские основные функциональные точки ... 151
   - 7.17 французские второстепенные функциональные точки ... 157
8. Рефлексорные точки уха в аурикулярных зонах ... 160
9. План аурикулотерапевтического лечения ... 175
10. Справочная литература ... 211
11. Индекс ... 237

Table of Contents - Persian

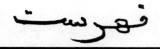

1.	معرفی	2	
2.	نقطه‌های عکس‌العمل گوش	7	
3.	سیستم بین‌المللی گوش		
	3.1 کدهای کوچک گوش	25	
	3.2 کدهای منطقه به شنوائی	28	
4.	نقطه‌های گوش	33	
5.	نقاط گوش	37	
6.	نقاط مشخص شده گوش	49	
7.	نقاط کوچک شنوائی		
	7.01 نقاط اصلی	55	
	7.02 ماهیچه اسکلت بدن	61	
	7.03 پائین بدن (پاها)	71	
	7.04 قسمت بالای بدن (دستها)	77	
	7.05 سر و صورت	83	
	7.06 اعضاء حسی	89	
	7.07 دستگاه گوارش	95	
	7.08 دستگاه قفسه سینه	101	
	7.09 دستگاه شکمی	107	
	7.10 غدد داخلی	113	
	7.11 اعصاب سطحی بدن	119	
	7.12 از قسمت پائین جمجمه	125	
	7.13 قسمت اعصاب مرکزی	133	
	7.14 نقاط اصلی اعمال چینی	139	
	7.15 دومین نقاط اعمال چینی (فرعی)	145	
	7.16 نقاط اصلی اعمال فرانسوی	151	
	7.17 دومین نقاط اصلی اعمال فرانسوی	157	
8.	جاهائیکه عکس‌العمل نشان میدهد در گوش	160	
9.	معالجه و درمان گوش	175	
10.	مرجع	211	
11.	لیست	240	

xv

1.1. INTRODUCTION

English: Introduction. The ear reflex points presented in this handbook are based upon extensive research conducted at the UCLA Pain Management Center, in Los Angeles, California. The pioneering auriculotherapy work of the French physician, Dr. Paul Nogier, was compared to the revised ear charts developed by ear acupuncturists in China. Auriculotherapy is an alternative treatment modality used to alleviate different conditions of the body by stimulating specific regions of the ear. In order to allow for international understanding of this innovative, clinical procedure, all ear reflex points have been identified by a number, an auricular zone location, and a corresponding name listed in nine languages: English, Chinese, French, Spanish, German, Japanese, Korean, Russian, and Persian. Standardized, international, auricular nomenclature has been developed for each anatomical zone of the ear as it corresponds to specific anatomical regions of the body.

French: Introduction. Les points de réflexe de l'oreille presenté dans ce manuel sont basés sur les recherches menées au centre de Management de Dolours à UCLA, Los Angeles, California. L'ouvrage pionnier sur auriculotherapy du physician Français, Dr. Paul Nogier, était comparé au diagrammes revisé de l'oreille developé par les acuponcteurs d'orielles en la Chine. Auriculotherapy est une modalitée de traitement alternatif utilissé pour soulager des conditions differente du corp en stimulant des regions specific de l'oreille. Pour permettre une intelligence internacionale a cette innovatif procédure clinical tout les points de réflexe sont identifié par numéro, une region auriculaire, et un nom correspondent listé dans neuf langues: Anglais, chinois, français, espagnol, allemand, japonais, coréen, russe, et persan. Une nomenclature international auriculaire standarisée a était developé pour chaque zone anatomique de l'oreille, corespondant aux spécifiques regions anatomiques du corp.

Spanish: Introducción. Los puntos de reflejo de la oreja presentados en este manual basan en estudios extensivos conducidos en el centro de UCLA para Manejar el Dolor, en Los Angeles, California. El trabajo pionero en auriculoterapia del médice, Dr. Paul Nogier, fue comparado a los revisados diagramas de la oreja desarollados por acupunctaristas auriculares en la China. Auriculoterapia es un modo alternativo en los tratamientos utilizados para aliviar diferentes condiciones del cuerpo estimulando regiones específicas de la oreja. Para brindar una inteligencia internacional a este novedoso procedimiento clínico, cada punto de reflejo en la oreja ha sido identificado por un número, una posición en la zona auricular, y su nombre correspondiente en nueve idiomas: Inglés, chino, francés, español, alemán, japonés, koreano, ruso, y persa. Una nomenclatura internacional auricular estandardizada, ha sido desarollada para cada zona anatómica de la oreja así como corresponde a específicas regiones anatómicas del cuerpo.

German: Einführung. Die in diesem Handbuch beschriebenen Ohrreflexpunkte beruhen auf ausgedehnten Untersuchungen, die am Schmerzforschungszentrum der kalifornischen Universität in Los Angeles (UCLA) durchgeführt wurden. Die bahnbrechenden Arbeiten des französischen Arztes Dr. Paul Nogier auf dem Gebiet der Ohrakupunktur wurden verglichen mit überarbeiteten Karten, die von Ohrakupunkteuren in China entwickelt wurden. Ohrakupunktur ist eine alternative Behandlungsmethode zur Beeinflussung verschiedener Körperzustände durch die Reizung spezifischer Bereiche des Ohrs. Um das internationale Verständnis dieser klinischen Prozedur zu fördern, wurden alle Ohrpunkte gekennzeichnet durch eine Nummer, einen Punkte in einer aurikularen Zone und einen Namen in neun Sprachen: Englisch, chinesisch, französisch, spanisch, deutsch, japanisch, koreanisch, russisch, und persisch. Eine standardisierte, internationale aurikulare Nomenklatur wurde entwickelt für jeden anatomischen Ohrbereich und seine Beziehung zu einer spezifischen Körperregion.

1.1. INTRODUCTION

Chinese:

　　本手冊中的耳穴部位是根據美國加州洛杉磯UCLA鎮痛研究中心進行廣泛研究后編制的。它把法國醫生諾吉爾(Nogier)原先耳穴診治的工作與中國耳穴針灸醫生改進過的耳穴圖表進行了比較。耳穴治療是通過刺激耳部的特定部位來減輕人體各種症狀的方法。

　　為了讓國際人士了解這項新的技術和治療手段，所有的耳部反射點都有一個數字代號，一個耳區地點和一個文字名稱，分別用英、中、法、西班牙、德、日、韓、俄和波斯等九國語言表示。標準化、國際化的耳穴專有名詞已演變為依耳部解剖結構分區定位，並對應于人體某一特定區域。

Japanese:

はじめに。　本書に示される耳反射点は、カリフォルニア州ロサンゼルス市のUCLAペイン管理センターで行われた大掛かりな研究をもととしている。本書では、フランスの医師ポール・ノージェ博士の耳介療法に関する先駆的研究が、中国の耳鍼治療師により開発された改訂版耳図と比較された。耳介治療とは、耳の特定地域を刺激することにより、さまざまな心身状態を軽減するために使用されるオルターナティブ（代替）物理療法のひとつである。この刷新的な臨床手続の国際理解を高めるため、全ての耳反射点は数字、耳介域の場所、これに相当する英語、中国語、フランス語、スペイン語、ドイツ語、日本語、韓国語、ロシア語、ペルシャ語の9か国語による名称で明らかにされている。さらに、体の特定解剖学的地域に相当する耳の各解剖学的ゾーン（帯）の、国際標準耳介術語が編纂された。

Korean:　서론. 본 책에 소개된 이개 반사점들은 캘리포니아주의 LA에 소제한 UCLA 대학 통증 관리 센터에서 시행한 연구를 토대로 하여 작성된 것입니다. 프랑스 의사 폴 노지에 박사의 선구적인 이개 치료법은 중국의 이침 연구자들이 개발한 개정 이침챠트에 필적되는 것입니다. 이개 치료료법이란 귀의 특정 부위를 자극함으로써 인체의 이상 상태를 조정하는 대체 치료법의 일종입니다. 이 새로운 이개 치료법에 대한 국제적인 이해를 돕기 위해 모든 이개 반사점을 9개 국가의 언어로서 숫자와 위치와 명칭을 표시 하였습니다: 영어, 중국어, 프랑스어, 스페인어, 독일어, 일본어, 한국어, 러시아어 및 페르시아어. 이개 각 부분을 표준화된 국제 명칭을 사용하여 표현하였는데 이것은 인체의 특정 해부 구역에 해당하는 것입니다.

Russian:　Введение. Рефлекторные точки ушной раковины описываемые в данной работе были выявлены в результате обширного исследования, проведенного в Центре изучения боли при Университете Калифорнии в Лос-Анджелесе - UCLA. Новаторская работа по методам аурикулотерапии французского врача Пола Ножье была сопоставлена со уточненными схемами ушных точек, разработанными китайскими акупунктуристами. Ухотерапия - альтернативный методлечения, используемый для улучшения состояния при различных заболеваниях организма путем воздействия на специфические области ушной раковины. В целях достижения международного понимания этой передовой клинической процедуры все рефлекторные точки ушной раковины были пронумерованы и локализованы согласно расположению в определенной ушной зоне, а их названия перечислены на девяти языках: английском, китайском, французском, испанском, немецком, японском, корейском, русском и фарси. Стандартизированная международная ушная номенклатура была разработана для каждой анатомической точки уха в соответствии с анатомической областью организма.

Persian:

یکی از دکترها که تحقیق کردن در این مقاله مال این دکتر فرانسوی DR NOGIER مقایسه شده یا معالجه طب سوزی گوش. درمان از طریق گوش یک راه دیگر معالجه هست برای اینکه معالجه کنید نقاط مختلف بدن با تحریک کردن قسمتهای مختلف گوش که مشخص میشوند با یک شماره یک قسمت گوش برای یک اسم‌گذاری بین‌المللی استاندارد بوجود آمده برای قسمتهای مختلف گوش که اثر دارد برای قسمتهای مختلف بدن و به چند زبان: انگلیسی - چینی- فرانسوی - اسپانیایی- آلمانی - ژاپنی- کره‌ای - روسی و فارسی. مشخص کردن گوش به وسیله معیارهای بین‌المللی ایجاد شده است. برای هر ناحیه از گوش که برای هر ناحیه‌ای از بدن معالجه میشود.

2.1.1. FIGURES FOR *EAR REFLEX POINTS* CHART

English		*Chinese*	
Fig. A	TAO	Fig. A	道
A 1	Yin - Moon	A 1	陰 – 月
A 2	Yang - Sun	A 2	陽 – 日
Fig. B	Tao of Autonomic Nervous System	Fig. B	自主神經系統的道 (規律或作用)
B 1	Parasympathetic Sedation	B 1	具有鎮靜作用的副交感神經
B 2	Sympathetic Activation	B 2	具有興奮作用的交感神經
Fig. 1	Auricular Landmarks	Fig. 1	耳部定位標記 (圖1)
Fig. 2	Inverted Fetus Found on Ear	Fig. 2	耳郭上的倒置胎兒圖形 (圖2)
Fig. 3	Chinese Auricular Somatotopic Map	Fig. 3	中國耳穴圖 (圖3)
Fig. 4	Right Side of Human Body Controlled by Right Ear	Fig. 4	右耳控制人體右半部 (圖4)
Fig. 5	Left Side of Human Body Controlled by Left Ear	Fig. 5	左耳控制人體左半部 (圖5)
Fig. 6	French Auricular Somatotopic Map	Fig. 6	法國耳穴圖
Fig. 7	Nogier Phase II and Phase III Ear Points	Fig. 7	諾吉爾 II III 期耳穴定位
Fig. 8	Nogier Phase IV Ear Points	Fig. 8	諾吉爾 IV 期耳穴定位
Fig. 9	Hidden View of Internal Organs	Fig. 9	內臟隱蔽區在耳郭表面的投影
Fig. 10	Surface View of Musculoskeletal Body	Fig. 10	身體運動系統在耳郭表面的投影
Fig. 11	Depth View of Ear	Fig. 11	耳郭的深面層
11 A	Antihelix Inferior Crus	11 A	對耳郭輪下腳
11 B	Antihelix Body	11 B	對耳郭輪體部
11 C	Antihelix Tail	11 C	對耳郭輪尾
Fig. 12	Auricular Frequency Zones	Fig. 12	耳的頻率帶
Fig. 13	Hidden View of Auricular Areas	Fig. 13	耳郭隱蔽部
Fig. 14	Surface View of Auricular Areas	Fig. 14	耳郭表面
Fig. 15	Surface View of Auricular Zones	Fig. 15	耳郭表面的耳穴分區
Fig. 16	Hidden View of Auricular Zones	Fig. 16	隱蔽部的耳穴分區
Fig. 17	Posterior View of Auricular Zones	Fig. 17	耳背穴位分區
Table 1	Color Codes for Anatomical Systems	Table 1	彩色標記的各解剖系統
Table 2	Color Codes for Auricular Zones	Table 2	彩色耳穴分區

2.1.2. FIGURES FOR *EAR REFLEX POINTS* CHART

	French	*Spanish*
Fig. A	TAO	TAO
A 1	Yin - Lune	Yin - Luna
A 2	Yang - Soleil	Yang - Sol
Fig. B	Tao du Système Nerveux Autonomique	Tao del Sistema Nervioso Autonómico
B 1	Sédation Parasympathique	Sedación Parasimpático
B 2	Activation Sympathique	Activación Simpático
Fig. 1	Points de Repère Auriculaire	Marcas Auriculares
Fig. 2	Foetus Inversé sur l'Oreille	Foetus Invertido en la Oreja
Fig. 3	Carte Somatotopique Auriculaire Chinois	Mapa Somatotópico Auricular Chino
Fig. 4	Coté Droit de Corps Human Contrôllé par l'Oreille Droite	Lado Derecho del Cuerpo Humano Controlado por la Oreja Derecha
Fig. 5	Coté Gauche du Corp Human Contrôlle par l'Oreille Gauche	Lado Izquierdo del Cuerpo Humano controlado por la Oreja Izquierda
Fig. 6	Carte Somatotopique Auriculaire Français	Mapa Somatotópico Auricular Francés
Fig. 7	Point d'Oreille Nogier Phases II et III	Puntos de la Oreja Nogier Etapa II y Etapa III
Fig. 8	Point d'Oreille Nogier Phase IV	Puntos de la Oreja Nogier Etapa IV
Fig. 9	Vue Cachée des Organes Internes	Vista Escondida de los Organos Internos
Fig. 10	Vue Superficial du Corp Musculo-Squelettique	Vista Superficial del Cuerpo Músculoesqueletal
Fig. 11	Vue Profondeur de l'Oreille	Vista Honda de la Oreja
11 A	Crus Inférieure de l'Antihélix	Crus Inferior Antihélice
11 B	Corps du Antihélix	Cuerpo Antihélice
11 C	Queue du Antihélix	Cola Antihélice
Fig. 12	Zones de Fréquence Auriculaire	Zonas de Frequencia Auricular
Fig. 13	Vue Cachée des Regions Auriculaire	Vista Escondida de Areas Auriculares
Fig. 14	Vue de Superficial des Regions Auriculaire	Vista Superficial de Areas Auriculares
Fig. 15	Vue de Superficial de Zones Auriculaire	Vista Superficial de Zonas Auriculares
Fig. 16	Vue Cachée de Zones Auriculaire	Vista Escondida de Zonas Auriculares
Fig. 17	Vue Postérieur de Zones Auriculaire	Vista Posterior de Zonas Auriculares
Table 1	Couleurs pour le Système Anatomiques	Esquemas de la Oreja para Areas Anatómicas
Table 2	Couleurs pour les Zones Auriculaires	Esquemas de la Oreja para Zonas Auriculares

2.1.3. FIGURES FOR *EAR REFLEX POINTS* CHART
German

Fig. A	TAO
A 1	Yin - Mond
A 2	Yang - Sonne
Fig. B	Tao des autonomen Nervensystems
B 1	Parasympatische Sedierung
B 2	Sympatische Aktivierung
Fig. 1	Aurikulare Orientierungspunkte
Fig. 2	Invertierter Fötus im Ohr
Fig. 3	Chinesische aurikulare Somatotopik-Karte
Fig. 4	Rechte Seite des menschlichen Körpers, kontrolliert vom rechten Ohr
Fig. 5	Linke Seite des menschlichen Körpers, kontrolliert vom linken Ohr
Fig. 6	Französische aurikulare Somatotopik-Karte
Fig. 7	Nogier Phase II und Phase III Ohrpunkte
Fig. 8	Nogier Phase IV Ohrpunkte
Fig. 9	Verdeckte Ansicht der inneren Organe
Fig. 10	Oberflächenansicht der Muskeln und Knochen des Körpers
Fig. 11	Tiefe Ansicht des Ohrs
11 A	Antihelix Unterer Crus
11 B	Antihelixkörper
11 C	Antihelixschwanz
Fig. 12	Aurikulare Frequenzzonen
Fig. 13	Verdeckte Ansicht aurikularer Bereiche
Fig. 14	Oberflächenansicht aurikularer Bereiche
Fig. 15	Oberflächenansicht aurikularer Zonen
Fig. 16	Verdeckte Ansicht aurikularer Zonen
Fig. 17	Hintere Ansicht aurikularer Zonen
Table 1	Farbkode für anatomische Systeme
Table 2	Farbkode für aurikulare Zonen

2.1.4. FIGURES FOR *EAR REFLEX POINTS* CHART

	Japanese		**Korean**
Fig. A	道教：	Fig. A	도 (道)
A 1	陰 -- 月	A 1	음 - 달
A 2	陽 -- 太陽	A 2	양 - 해
Fig. B	自立神経系の道	Fig. B	자율 신경계의 도
B 1	副交感鎮静作用	B 1	부교감신경 진정
B 2	交感活性化	B 2	교감신경 활성
Fig. 1	耳介指標	Fig. 1	이개 표식
Fig. 2	耳上の逆胎児	Fig. 2	귀와 거꾸로선 태아 형태
Fig. 3	中国の耳介体性局在地図	Fig. 3	중국 이개 감각도
Fig. 4	右耳で支配される人体の右側	Fig. 4	우측 귀에 의해 지배되는 인체 우측
Fig. 5	左耳で支配される人体の左側	Fig. 5	좌측 귀에 의해 지배되는 인체 좌측
Fig. 6	フランスの耳介体性局在地図	Fig. 6	프랑스 이개 감각도
Fig. 7	ノージェ第II相とIII相の耳点	Fig. 7	노지에 II상 및 III상 이침혈
Fig. 8	ノージェ第IV相の耳点	Fig. 8	노지에 IV상 이침혈
Fig. 9	内蔵の隠れた部分図	Fig. 9	이개 빈도 구역
Fig. 10	筋骨格の表面図	Fig. 10	이개 구역별 은폐도
Fig. 11	耳の深部図	Fig. 11	이개 구역별 표면도
11 A	対輪脚	11 A	이개 부위별 표면도
11 B	対輪体	11 B	이개 부위별 은폐도
11 C	対輪尾	11 C	이개 후면도
Fig. 12	耳介周波数帯	Fig. 12	이개 심부면도
Fig. 13	耳介域の隠れた部分図	Fig. 13	하 대이륜각
Fig. 14	耳介域の表面図	Fig. 14	대이륜체
Fig. 15	耳介帯の隠れた部分図	Fig. 15	대이륜미
Fig. 16	耳介帯の表面図	Fig. 16	연체 근 골격 표면도
Fig. 17	耳介帯の背面図	Fig. 17	내장 은폐도
Table 1	解剖学系の色別コード	Table 1	해부 계통별 칼라 코드
Table 2	耳介帯の色別コード	Table 2	이개 부위별 칼라 코드

2.1.5. FIGURES FOR *EAR REFLEX POINTS* CHART

	Russian		Persian
Fig. A	ТАО	Fig. A	نائو
A 1	Йин-Мун	A 1	قسمت تاریک - ماه
A 2	Цянг-Сун	A 2	قسمت روشن خورشید
Fig. B	ТАО автономных нервных систем	Fig. B	دستگاه اعصاب خودکار
B 1	Парасимпатическое успокоение	B 1	آرام کردن دستگاه غیرارادی
B 2	Симпатическая активация	B 2	فعال کردن دستگاه ارادی
Fig. 1	Линии раздела ушной раковины	Fig. 1	نشانه‌های گوش
Fig. 2	Очертания обратного плода на ушной раковине	Fig. 2	دستگاه جنینی برعکس در گوش
Fig. 3	Китайский аурикулярный соматотоип	Fig. 3	نقطه بدنی گوش (چینی)
Fig. 4	Правая сторона тела, контролируемая точками на правом ухе	Fig. 4	قسمت راست بدن کنترل میشود با قسمت راست گوش
Fig. 5	Левая сторона тела, контролируемая точками на левом ухе	Fig. 5	قسمت چپ بدن کنترل میشود با گوش چپ
Fig. 6	Французский аурикулярный соматотип	Fig. 6	نقشه گوش داخلی بدن (فرانسوی)
Fig. 7	Фаза II и фаза III ушных точек по Ножье	Fig. 7	نقاط گوش مرطوبی حالت دوم و سوم
Fig. 8	Фаза IV ушных точек по Ножье	Fig. 8	نقاط گوش چهارم (رطوبتی)
Fig. 9	Повехностный скелетно-мышечный вид	Fig. 9	نواحی گوش (نوسان دارد)
Fig. 10	Скрытый вид внутренних органов	Fig. 10	منطقه پنهانی در منطقه گوش
Fig. 11	Глубинный вид уха	Fig. 11	سطح خارجی از منطقه گوش
11 A	Внутренняя часть противозавитка	11 A	منطقه های خارجی گوش
11 B	Тело противозавитка	11 B	منطقه پنهانی از منطقه گوش
11 C	Хвостик противозавитка	11 C	منطقه پشتی از منطقه گوش
Fig. 12	Зоны аурикулярной частоты	Fig. 12	منطقه گودی گوش
Fig. 13	Скрытый вид аурикулярной площади	Fig. 13	برآمدگی قسمت غضروفی خارج گوش قسمت داخل پا (پائینی)
Fig. 14	Поверхностный вид аурикулярной площади	Fig. 14	برآمدگی قسمت غضروفی خارج گوش (بدن)
Fig. 15	Поверхностный вид аурикулярных зон	Fig. 15	برآمدگی قسمت غضروفی خارج گوش - انتها
Fig. 16	Скрытый вид аурикулярных зон	Fig. 16	سطح خارجی عضله‌های اسکلت بدن
Fig. 17	Заднеповерхностный вид аурикулярных зон	Fig. 17	منطقه های پنهانی از اعضای داخلی
Table 1	Цветные изображения (коды) анатомических систем	Table 1	شماره رنگ برای دستگاه تشریحی
Table 2	Цветные изображения (коды) аурикулярных зон	Table 2	نشانه رنگ برای نواحی گوش

EAR REFLEX POINTS
耳反射點

by Terry Oleson, Ph.D.

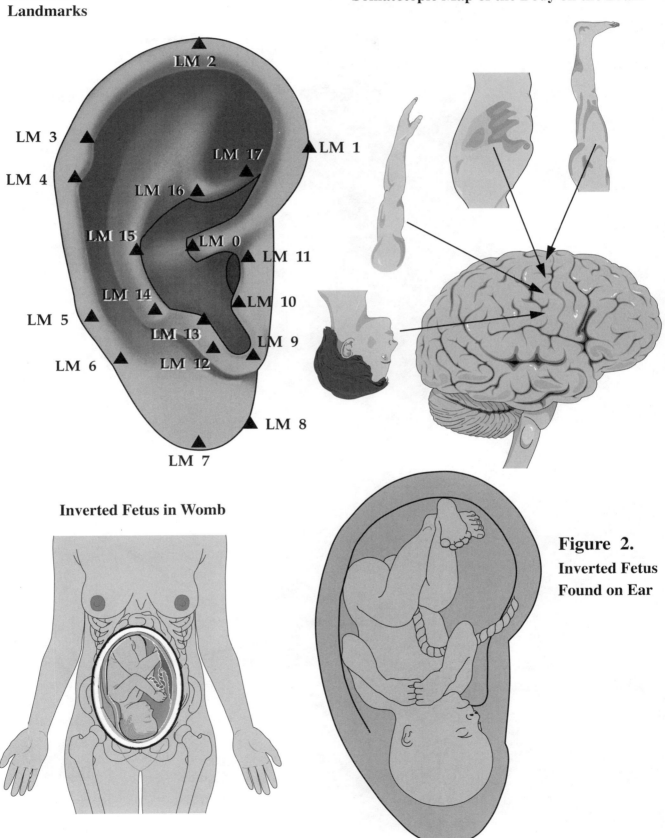

Figure 1. Auricular Landmarks

Somatotopic Map of the Body on the Brain

Inverted Fetus in Womb

Figure 2. Inverted Fetus Found on Ear

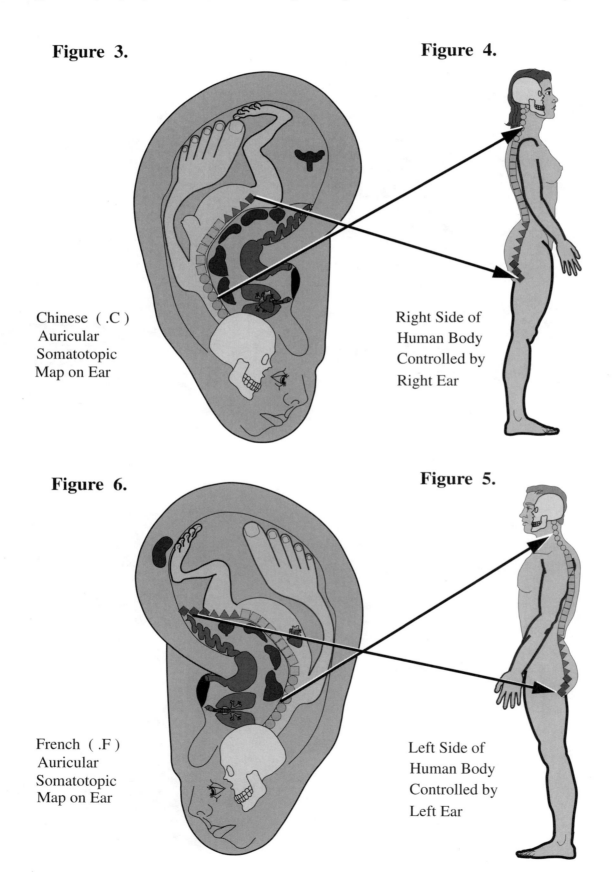

Figures 3, 4, 5, & 6 : Somatotopic Representation of Human Body on Ear

Figure 3. Chinese (.C) Auricular Somatotopic Map on Ear

Figure 4. Right Side of Human Body Controlled by Right Ear

Figure 6. French (.F) Auricular Somatotopic Map on Ear

Figure 5. Left Side of Human Body Controlled by Left Ear

Figures 3, 6, 7, & 8 : Chinese Ear Maps and Nogier Phaeses of the Ear

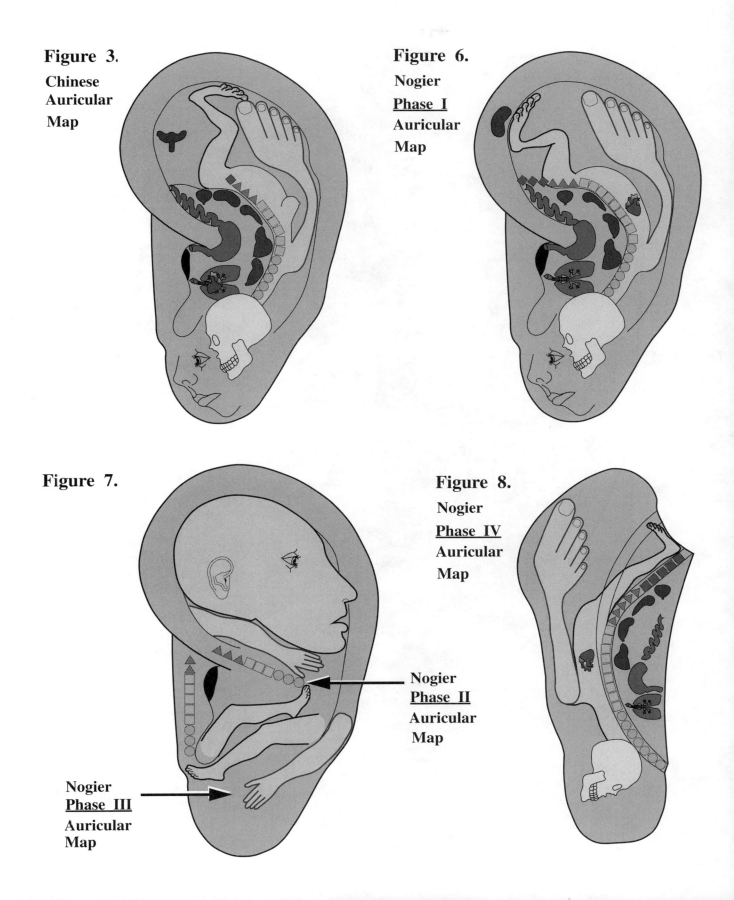

Figure 9. Hidden View of Internal Organs

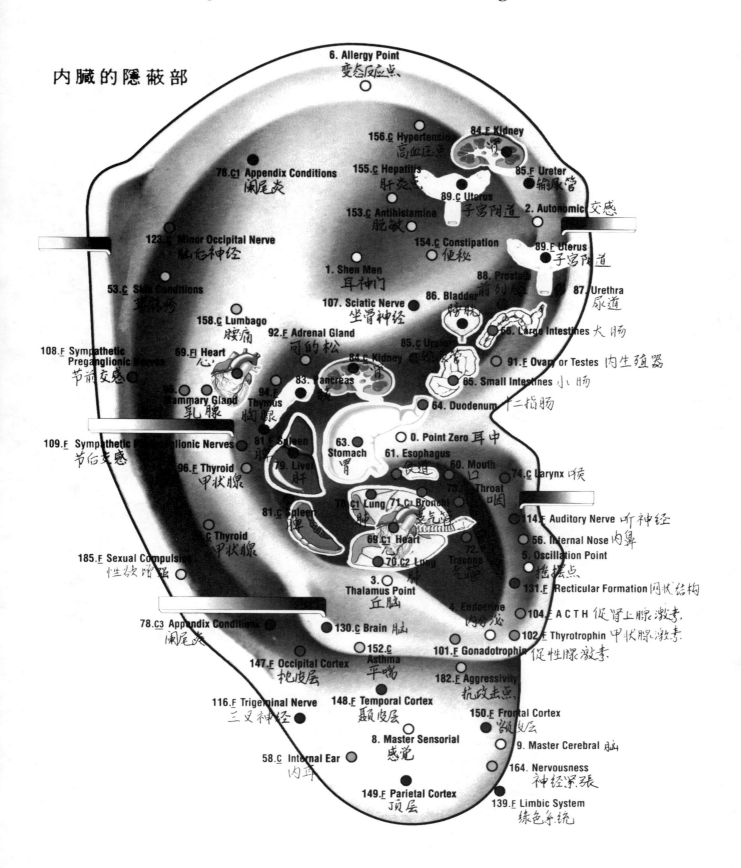

Figure 10. Surface View of Musculoskeletal Body

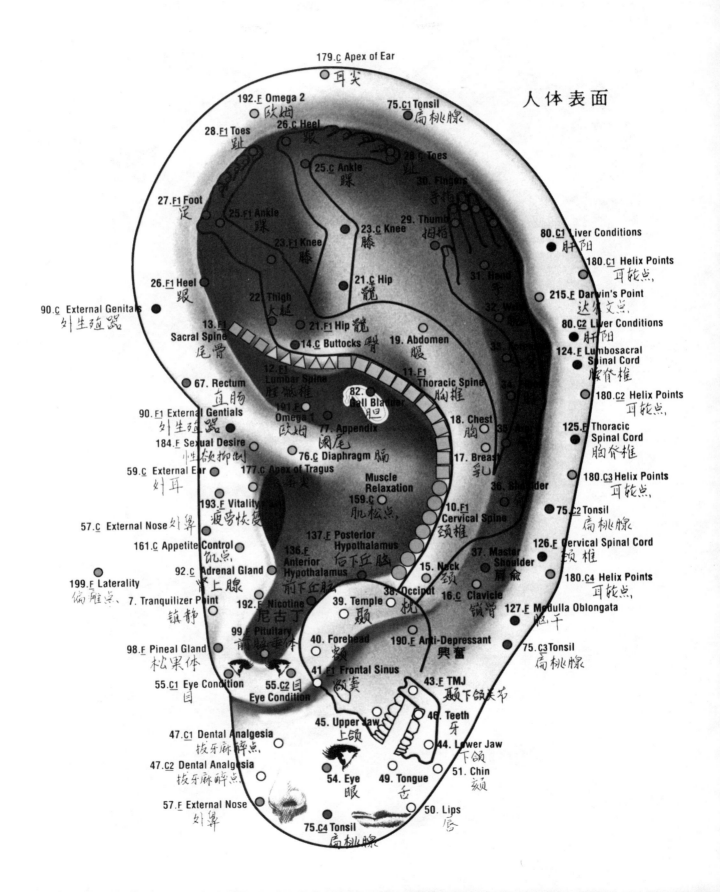

14

Figure 12.
Auricular Frequencies

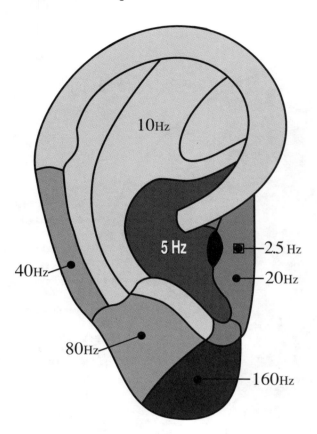

Figure 13.
Surface View of Auricular Anatomy

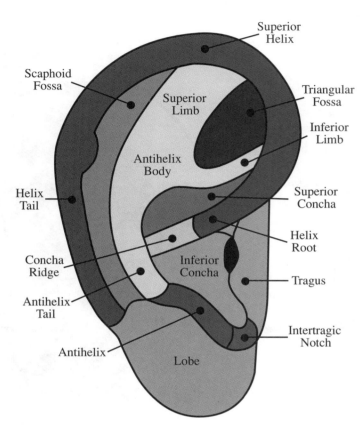

Figure 14.
Hidden View of Auricular Anatomy

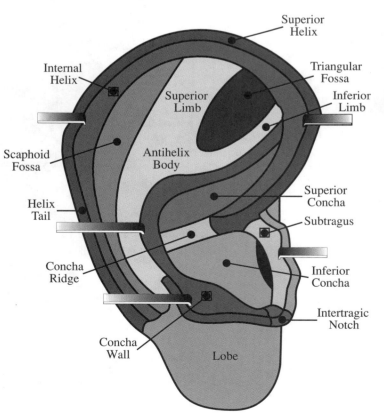

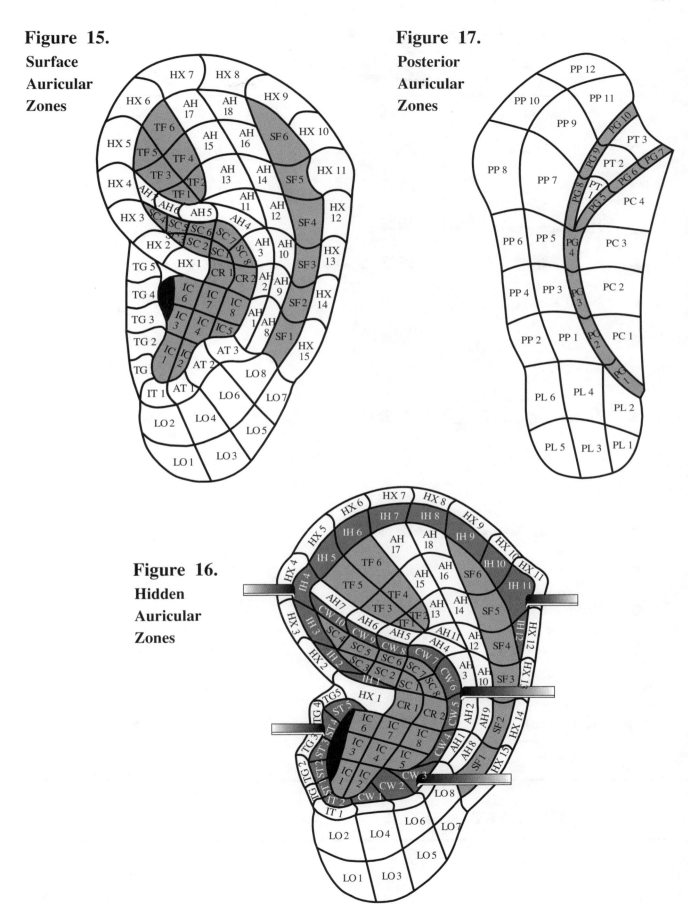

2.2.1. CODES FOR ANATOMICAL SYSTEMS IN EAR CHART

	English	*Chinese*	*French*
○	Master Points	主穴	Points Maîtres
○	Head and Face	頭和面	Visage et Tête
○	Cervical Spine	頸椎	Épine Cervicale
▢	Thoracic Spine	胸椎	Épine Dorsale
▲	Lumbar Spine	腰骶椎	Épine Lombaire
◆	Sacral Spine	尾骨	Épine Sacrale
●	Arm and Hand	臂和手	Bras et Main
●	Leg and Foot	腿和足	Jambe et Pied
●	Sensory Organs	感覺器官	Organes Sensoriel
●	Digestive System	消化器官	Système Digestif
●	Thoracic Organs	胸部器官	Organes Thoraciques
●	Abdominal Organs	腹部器官	Organes Abdominales
●	Endocrine System	內分泌系統	Système Endocrine
●	Nervous System	神經系統	Système Nerveux
●	Functional Points	功能性器官	Points Functionnel
#.C	Chinese Ear Point	中國耳穴	Points Auriculaires Chinois
#.F	French Ear Point	法國耳穴	Points Auriculaires Français

EAR CHART TABLE 2. Color Codes for Auricular Zones

See Section 5.   Voir Section 5.

2.2.2. CODES FOR ANATOMICAL SYSTEMS IN EAR CHART

	English	*Spanish*	*German*
○	Master Points	Puntos Maestros	Meisterpunkte
○	Head and Face	Cabeza y Rostro	Kopf und Gesicht
○	Cervical Spine	Raquis Cervical	Halswirbelsäule
❑	Thoracic Spine	Raquis Torácicos	Brustwirbelsäule
▲	Lumbar Spine	Raquis Lumbar	Lendenwirbelsäule
◆	Sacral Spine	Raquis Sacral	Kreuzbein
●	Arm and Hand	Brazo y Mano	Arm und Hand
●	Leg and Foot	Pierna y Pie	Bein und Fuß
●	Sensory Organs	Organos Sensoriales	Sinnesorgane
●	Digestive System	Sistema Digestivo	Verdauungsapparat
●	Thoracic Organs	Organos Torácicos	Brustorgane
●	Abdominal Organs	Organos Abdominales	Bauchorgane
●	Endocrine System	Sistema Endocrino	Endokrine System
●	Nervous System	Sistema Nervioso	Nervensystem
●	Functional Points	Puntos Funcionales	Funktionspunkte
# . C	Chinese Ear Point	Puntos Auriculares Chinos	Chinesische Auriculaire Punkte
# . F	French Ear Point	Puntos Auriculares Franceses	Französische Auriculaire Punkte

Color Codes For Auricular Zones in Table 2. of Ear Chart

See Section 5.　　　　　Ver Sección 5.　　　　　Sehen Teil 5.

2.2.3. CODES FOR ANATOMICAL SYSTEMS IN EAR CHART

	English	Japanese	Korean
○	Master Points	マスター点	주 점
○	Head and Face	頭と顔	머리와 얼굴
○	Cervical Spine	頚椎棘	경 추
☐	Thoracic Spine	胸椎棘	흉 추
▲	Lumbar Spine	腰椎棘	요 추
◆	Sacral Spine	仙骨棘	선 추
●	Arm and Hand	腕と手	팔과 손
●	Leg and Foot	腿と足	다리와 빌
●	Sensory Organs	感覚器官	감각기관
●	Digestive System	消化器系	소화기관
●	Thoracic Organs	呼吸・循環器官	흉부기관
●	Abdominal Organs	腹腔器官	복부기관
●	Endocrine System	内分泌系	내분비기관
●	Nervous System	神経系	신경기관
●	Functional Points	機能点	작 용 점
#.C	Chinese Ear Point	中国耳点	중국 이점
#.F	French Ear Point	フランス耳点	프랑스 이점

EAR CHART TABLE 2. Color Codes for Auricular Zones

See Section 5.　　　セクションVを参照。

2.2.4. CODES FOR ANATOMICAL SYSTEMS IN EAR CHART

	English	*Russian*	*Persian*
○	Master Points	главные точки	نقطهٔ اصلی
○	Head and Face	головные и лицевые	سر و صورت
○	Cervical Spine	шейный отдел позвоночника	ستون گردنی
◻	Thoracic Spine	грудной отдел позвоночника	ستون قفسه سینه
▲	Lumbar Spine	поясничный отдел позвоночника	ستون فقرات کمری
◆	Sacral Spine	крестцовый отдел позвоночника	ستون خارجی
●	Arm and Hand	рука и кисть	بازو - دست
●	Leg and Foot	нога и стопа	ران - پا
●	Sensory Organs	органы чувств	دستگاه حسی
●	Digestive System	система пищеварения	دستگاه گوارش
●	Thoracic Organs	органы грудной клетки	دستگاه قفسه سینه
●	Abdominal Organs	органы брюшной полости	دستگاه شکمی
●	Endocrine System	эндокринная система	دستگاه غدد داخلی
●	Nervous System	скелетно-мышечные	دستگاه اعصاب
●	Functional Points	нервная система	نقطه های عمل کرد
#.C	Chinese Ear Point	# C китайские точки уха	نقطه های چینی در گوش
#.F	French Ear Point	# F французские точки уха	نقطه های فرانسوی در گوش

EAR CHART TABLE 2. Color Codes for Auricular Zones

See Section 5.	См. раздел 5.	به بخش پنجم مراجعه شود

2.3.1. Tao of Autonomic Nervous System

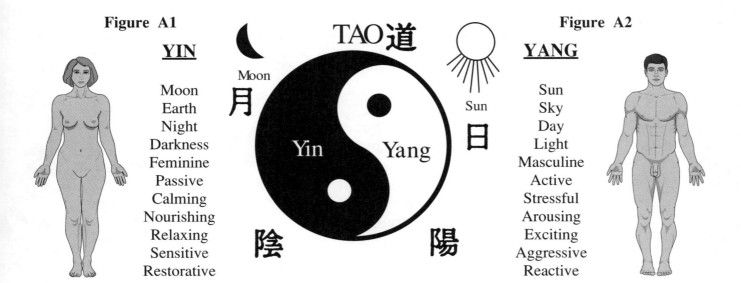

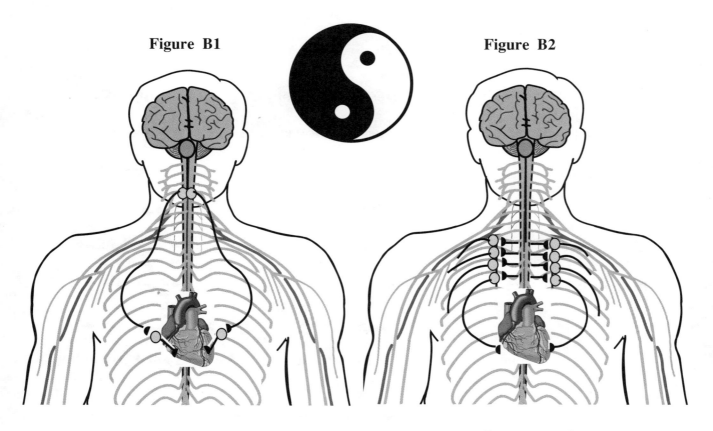

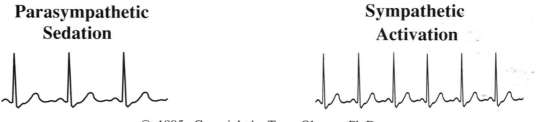

© 1995, Copyright by Terry Oleson, Ph.D.

2.3.2. Brain Computer Theory

A Dx
Auricular Diagnosis

Brain Computer Microprocessor Somatotpically Monitors Body

Active Ear Reflex Points Respond to Brain Input, Acting like Computer Monitor to Indicate Areas of Body Pathology

Pathological Areas of Body Transmit Information to Brain

= Pain or Pathology

A Tx
Auriculotherapy

Somatotopic Ear Computer Terminal Stimulated to Transmit Information to Brain Computer

Brain Computer Microprocessor Regulates Body

Pain Relieved in Body by Neural Output from Brain

© 1995, Copyright by Terry Oleson, Ph.D.

2.3.3. Neurophysiological Theory of Auricular Microsystem

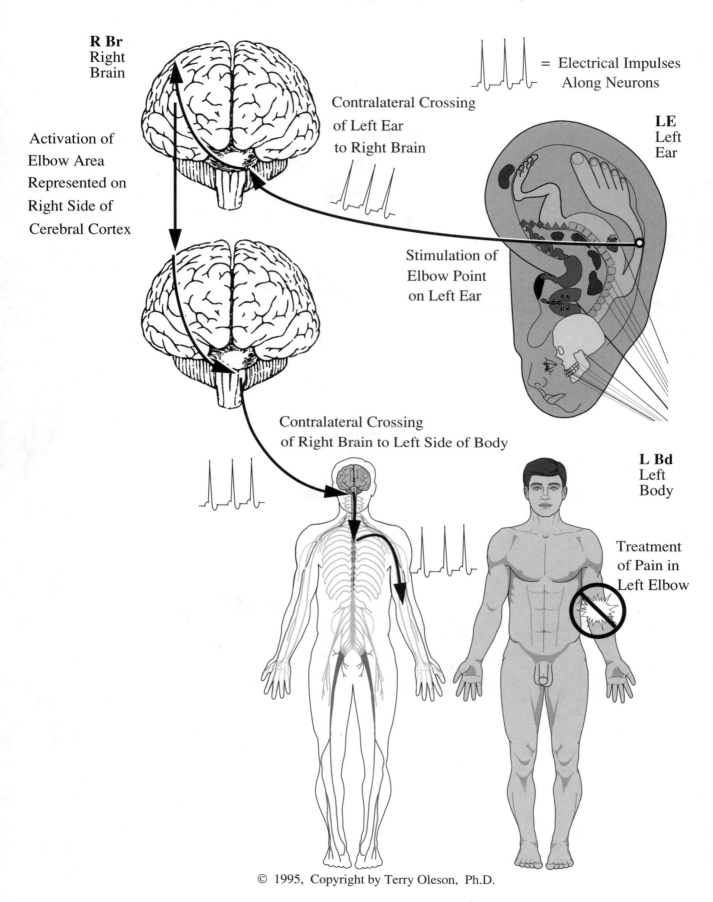

© 1995, Copyright by Terry Oleson, Ph.D.

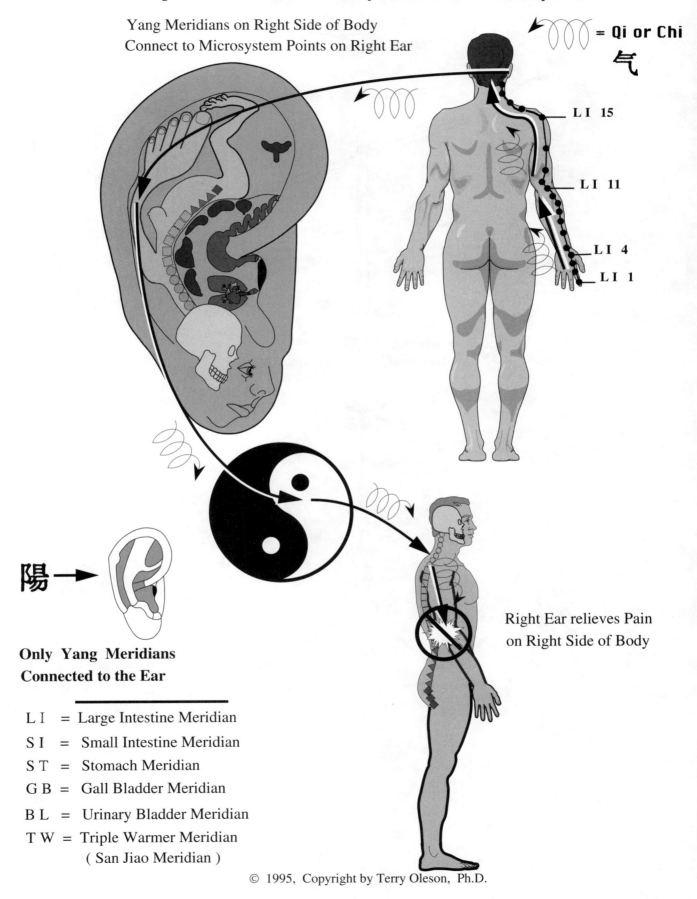

2. 3. 5. Oscillation Between Lateral Sides of the Brain

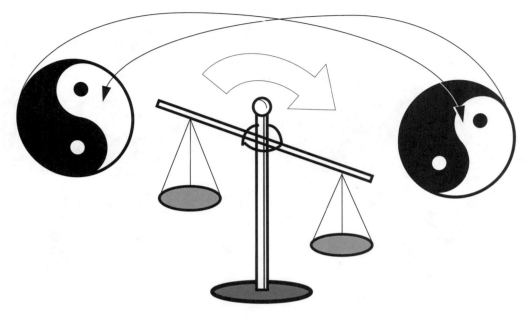

Laterality in Balance between
Right and Left Cerebral Cortex
through Corpus Callosum

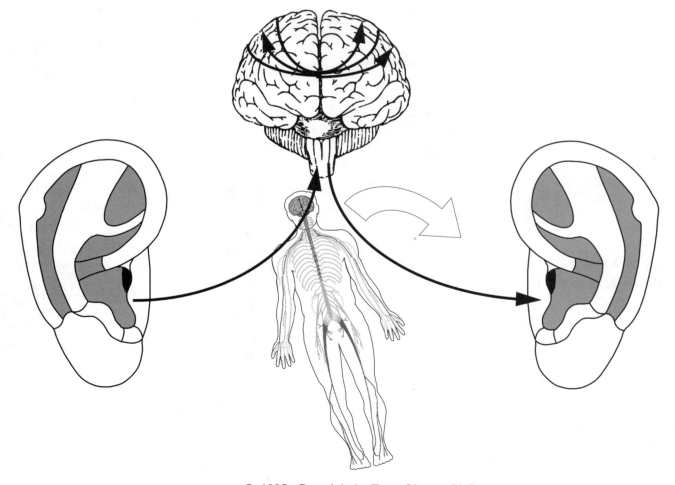

© 1995, Copyright by Terry Oleson, Ph.D.

3. International Auricular Coding Systems
3.1.1. Auricular Microsystem Codes (MA)

English: <u>Auricular Microsystem Codes (MA)</u>. Each anatomical part of the human body and each functional condition is represented in the auricular microsystem codes by an ear reflex point designated by a number (#) and a decimal extension, followed by a " C " for Chinese points, an " F " for French points, or " 0 " for a universally accepted location.

Chinese: 人體的每一部位和各種機能都編入了全息耳穴微刺系統編碼中，並用不同的代號表示。 小數點后面的"C"表示中國耳穴，"F"表示法國耳穴，"0"表示國際通用耳穴。形式如下：#.0

French: <u>Code du Microsystème Auriculaire (MA)</u>. Chaque part anatomique du corps human et chaque condition fonctionelle sont représentés par un point de reflex sur l'oreille désigné par un numéro (#) dans les codes du microsystème auriculaire. Ils sont aussi représentés par une extension décimale suivie par un " C " pour un point chinois, un " F " pour un point français, ou " 0 " pour un point universellement accepté.

Spanish: <u>Códigos del Microsistema Auricular (MA)</u>. Cada parte anatómica del cuerpo humano y cada condición funcional es representada en los códigos del microsistema auricular por un punto de reflejo situado la oreja, designado por un número (#) y una extención decimal, seguido por una " C " para los puntos chinos, una " F " para los puntos franceces, o designado por una " 0 " para una localización universalmente aceptada.

German: <u>Mikrosystemkode des Außenohr (MA)</u>. Jeder Teil des menschlichen Körpers und jede funktionale Kondition wird im "Ohr-Mikrosystemkode" durch einen Reflexpunkt dargestellt, dem eine Zahl (#) mit Dezimalpunkt zugeordnet ist, der ein " C " für chinesische Punkte, ein " F " für französische Punkte oder " 0 " für einen allgemein anerkannten Punkt folgt.

Japanese: <u>耳介ミクロシステム記号 (MA)</u> 耳介ミクロシステム記号方式では、人体の各解剖学的部分ならびに各機能的状態は、(#)とそれに続く小数点(.)で表される耳反射点として示される。中国鍼点はこの記号に続き(C)、フランス鍼点は(F)、共通に受け入れられている位置は(0)として表示される。

Korean: 이개 마이크로 시스템 코드 (MA). 이개 반사점을 기호, 숫자, 문자 등을 사용하여 인체의 해부학적 부위와 기능을 표시하는데 "C"는 중국 이침혈, "F"는 프랑스 이침혈, "O"는 국제 통용 위치를 의미한다.

Russian: <u>Аурикулярные микросистемные обозначения (МА)</u>. Каждая анатомическая и часть человеческого организма и каждое функциональное состояние представлены на микросистеме аурикулярных обозначений рефлекторной точкой уха обозначенной номером (#...) и последующей буквой "С" для точек китайской системы, буквой "F" для точек французской системы или "O" для общепринятых точек.

Persian:

کدهای ذره‌بینی سماعی. هر یک از قسمت تشریحی بدن و حالت‌های وظائفی اعضاء آن در کدهای کوچک شنوایی متوسط نقطه‌های عکس‌العملی گوش، همراه با یک شماره و یک اعشار اضافی و "C" نشان‌دهنده نقطه‌های چینی، "F" نشان‌دهنده نقطه‌های فرانسوی و "O" نشان‌دهنده نقاط بین‌المللی بیان شده‌اند.

3.1.2. Auricular Microsystem Code Extensions

#.0 = **Universal Auricular Point**
#.0 = Point Universal Auriculaire
#.0 = Punto Auricular Universal
#.0 = Universaler Ohrpunkt

#.0 = 共通耳點

#.C = **Chinese Auricular Point**
#.C = Point Auriculaire Chinois
#.C = Punto Auricular Chino
#.C = Chinesischer Ohrpunkt

#.C = 中國耳點

#.C1 = **Chinese Primary Auricular Point**
#.C1 = Point Primair Auriculaire Chinois
#.C1 = Punto Primario Auricular Chino
#.C1 = Chinesischer primärer Ohrpunkt

#.C1 = 中國首耳點

#.C2 = **Chinese Secondary Auricular Point**
#.C2 = Point Secondaire Auriculaire Chinois
#.C2 = Punto Segundario Auricular Chino
#.C2 = Chinesischer sekundärer Ohrpunkt

#.C2 = 中國次耳點

#.F = **French Auricular Point**
#.F = Point Auriculaire François
#.F = Punto Auricular Francés
#.F = Französischer Ohrpunkt

#.F = 法國耳點

#.F1 = **Nogier Phase I Auricular Point**
#.F = Point Auriculaire Nogier Phase I
#.F = Punto Auricular Nogier Etapa I
#.F = Nogier Phase I Ohrpunkt

#.F1 = 諾吉爾相位 I 耳點

#.F2 = **Nogier Phase II Auricular Point**
#.F2 = Point Auriculaire Nogier Phase II
#.F2 = Punto Auricular Nogier Etapa II
#.F2 = Nogier Phase II Ohrpunkt

#.F2 = 諾吉爾相位 II 耳點

#.F3 = **Nogier Phase III Auricular Point**
#.F3 = Point Auriculaire Nogier Phase III
#.F3 = Punto Auricular Nogier Etapa III
#.F3 = Nogier Phase III Ohrpunkt

#.F3 = 諾吉爾相位 III 耳點

#.F4 = **Nogier Phase IV Auricular Point**
#.F4 = Point Auriculaire Nogier Phase IV
#.F4 = Punto Auricular Nogier Etapa IV
#.F4 = Nogier Phase IV Ohrpunkt

#.F4 = 諾吉爾相位 IV 耳點

© 1995, Copyright by Terry Oleson, Ph.D.

3.1.3. Auricular Microsystem Code Extensions

#.0 = 共通耳介点　　　　　　　#.0 = Унивесальная (общепринятая) аурикулярная точка

#.0 = 국제 통용혈　　　　　　　#.0 = نقطهٔ شنوائی بین‌المللی

#.C = 中国鍼耳介点　　　　　　#.C = Китайская аурикулярная точка

#.C = 중국 이혈　　　　　　　　#.C = نقطهٔ شنوائی چینی

#.C1 = 中国鍼第一耳介点　　　　#.C1 = Китайская основная аурикулярная точка

#.C1 = 중국 주 이혈　　　　　　#.C1 = نقطهٔ عمدهٔ شنوائی چینی

#.C2 = 中国鍼第二耳介点　　　　#.C2 = Китайская второстепенная аурикулярная точка

#.C2 = 중국 차 이혈　　　　　　#.C2 = نقطهٔ ثانوی شنوائی چینی

#.F = フランス鍼耳介点　　　　#.F = Французская аурикулярная точка

#.F = 프랑스 이혈　　　　　　　#.F = نقطهٔ شنوائی فرانسوی

#.F1 = ノージェ第一相耳介点　　#.F1 = Аурикулярная точка I-ой фазы по Ножье

#.F1 = 노지에 I 이혈　　　　　　#.F1 = مرحلهٔ اول نقطهٔ شنوائی NOGIER

#.F2 = ノージェ第二相耳介点　　#.F2 = Аурикулярная точка II-ой фазы по Ножье

#.F2 = 노지에 II 이혈　　　　　#.F2 = مرحلهٔ دوم نقطهٔ شنوائی NOGIER

#.F3 = ノージェ第三相耳介点　　#.F3 = Аурикулярная точка III-ей фазы по Ножье

#.F3 = 노지에 III 이혈　　　　　#.F3 = مرحلهٔ سوم نقطه شنوائی NOGIER

#.F4 = ノージェ第四相耳介点　　#.F4 = Аурикулярная точка IV-ой фазы по Ножье

#.F4 = 노지에 IV 이혈　　　　　#.F4 = مرحلهٔ چهارم نقطهٔ شنوائی NOGIER

© 1995, Copyright by Terry Oleson, Ph.D.

3.2.1. Auricular Zone Codes (AZ)

English: Auricular Zone Codes (AZ). Each anatomical part of the external ear is represented in the auricular zone code system by two letters, referring to the part of the ear anatomy, and a number, designating a proportional subdivision of the major anatomical areas of the ear. The following list shows the different Auricular Zones which have been identified:

Chinese: 在分區編碼系統中，外耳的每個部位用兩個字母 (AZ)表示，指耳郭解剖結構。在耳郭各主要解剖結構中，再按比例細分為小的區域，並由一個號碼表示出下表已經被辨認出的各不同耳穴區。

French: Codes des Zones Auriculaires (AZ). Chaque partie anatomique de l'exterieur de l'oreille est representée dans le systéme des codes auriculaires par deux lettres, rattachant à la partie de l'anatomie de l'oreille, et par un numéro pour montrer une subdivision proportionelle des régions majeures anatomiques de l'oreille. La liste qui suivre montre les differentes Zones Auriculaires qui ont etés identifiées.

Spanish: Códigos de la Zonas Auriculaires (AZ). Cada parte anatómica del exterior de la oreja es representada en el sistema código de la zona auricular por dos letras, en referencia a la parte de la anatomía de la oreja, y un número, designando una subdivisión proporcional de las áreas mayores anatómicas de la oreja. La lista que sigue enseña las diferentes Zonas Auriculares que han sido identificadas.

German: Ohrzonenkodesystem (AZ). Im Ohrzonenkodesystem wird jeder Teil der Ohrmuschel mit zwei Buchstaben und einer Zahl bezeichnet. Die Buchstaben beziehen sich auf einen Teil der Ohranatomie, die Zahl kennzeichnet einen proportionalen Unterbereich der wesentlichen anatomischen Zonen des Ohres. Die bisher identifizierten Ohrzonen sind in der folgenden Liste aufgeführt.

Japanese: 耳介帯記号 (AZ) 耳介帯記号システムでは、外耳の各解剖学的部分は、耳の解剖学的部分を表すアルファベット2文字と、主要な耳の解剖学的部分に比例した小部分を表す数字として示される。以下に確認されている各耳介帯を挙げる。

Korean:이개 구역 코드 (AZ). 두개 문자를 사용하여 해부학적 이개의 특정 부분을 표시하며 숫자는 이개의 주 특정 구역하의 일부분을 표시한다.

Russian: Обозначения (коды) аурикулярных зон. Каждая анатомическая часть внутреннего уха обозначена двумя буквами, согласно анатомическому ее местоположению, и ей также присвоен номер, указывающий на ее расположение в подразделении главных анатомических областей уха. В нижеприведенном списке перечислены различные аурикулярные зоны.

Persian:

کدهای ناحیه‌ی شنوایی. هر یک از قسمت‌های تشریحی خارجی گوش در سیستم کدهای ناحیه‌ای شنوایی بوسیله 2 حرف، اشاره شده به قسمت تشریحی گوش، و یک شماره، همراه با قسمت‌بندی تناسبی مناطق اصلی تشریحی گوش. لیست پائین نشان‌دهندهٔ ناحیه‌های متفاوت شنوائی که مشخص شده‌اند، می‌باشد.

3.2.2. Auricular Zones on Right and Left Ears

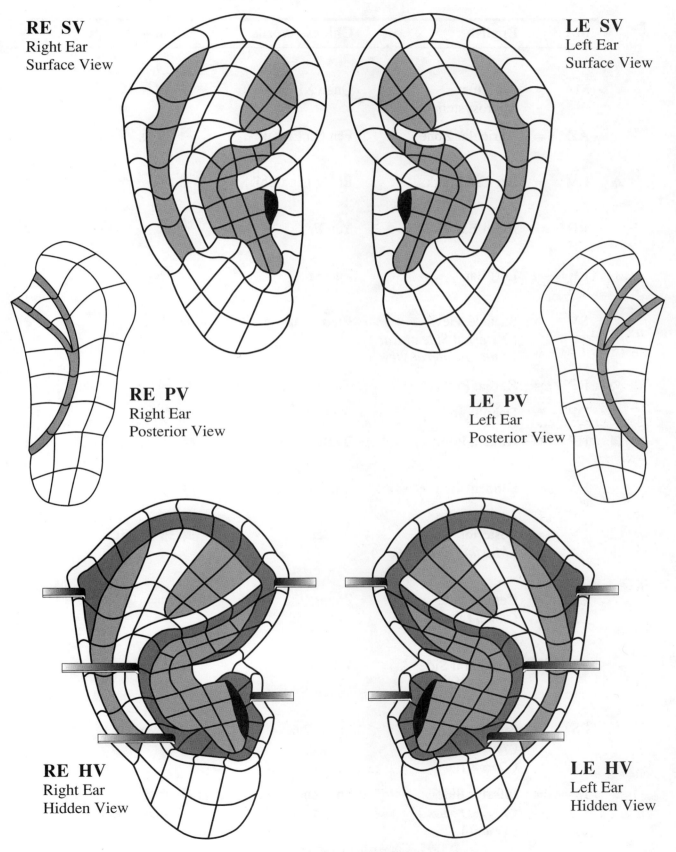

4.1. Auricular Views

	MA		English	Chinese Words	Chinese Script
	MA	=	Auricular Microsystem	Quan Xi Er Xue	全息耳穴
	AZ	=	Auricular Zone	Fen Qu Er Xue	耳穴分區
▲	LM	=	Ear Landmark	Er Bu Biao Zhi	耳部標界
	RE	=	Right Ear	You Er	右耳
	LE	=	Left Ear	Zuo Er	左耳
	SV	=	Surface View (*External Side of Ear*) (*Antero-Lateral View*)	Biao Mian	耳郭表面
○	RP	=	Raised Point	Tu Bu	凸點
●	DP	=	Deep Point	Ao Bu	凹點
■	HP	=	Hidden Point	Bi Bu	隱蔽點
	HV	=	Hidden View	Yen Bi Bu	隱蔽部
□	PV	=	Posterior View (*Mastoid Side of Ear*)	Er Bei	耳郭背面
	CS	=	Central Side (*Toward Midline*) (*Proximal*)	Zhong Zhe	耳中央區
	PS	=	Peripheral Side (*Toward Outside*) (*Distal*)	Wei Zhe	耳邊緣區
	SS	=	Superior Side (*Toward Top*) (*Dorsal*)	Shon Zhe	耳上部
	IS	=	Inferior Side (*Toward Bottom*) (*Ventral*)	Shia Zhe	耳下部

© 1995, Copyright by Terry Oleson, Ph.D.

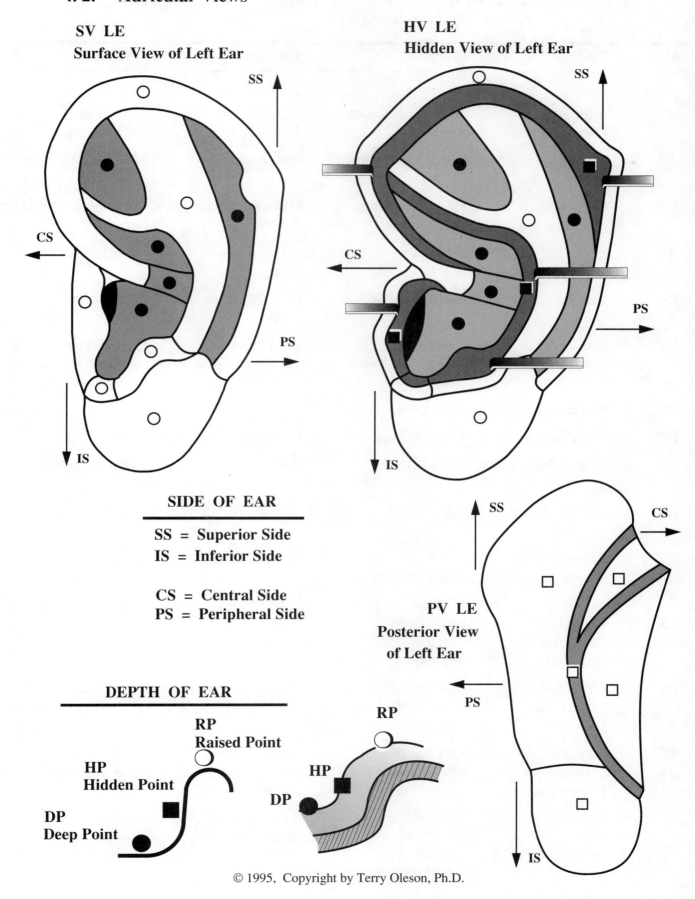

4.3. Auricular Views

MA	English	French	Spanish	German
MA =	Auricular Microsystem	Microsystème Auriculaire	Microsistema Auricular	Aurikulares Mikrosystem
AZ =	Auricular Zone	Zones Auriculaires	Zona Auricular	Aurikulare Zonen
LM =	Ear Landmark	Point de Repère Auriculaire	Marca del Oreja	Orientierungspunkt des Ohrs
RE =	Right Ear	Oreille Droit	Oreja Derecha	Rechtes Ohr
LE =	Left Ear	Oreille Gauche	Oreja Izquierda	Linkes Ohr
SV =	Surface View (*External Side of Ear*) (*Antero-Lateral View*)	Vue Superficielle (*Côté de l'Oreille Externe*) (*Vue Latéral-Antérieur*)	Vista Superficial (*Lado Externo de la Oreja*) (*Vista Antero-Lateral*)	Oberflächenansicht (*Äußere Seite des Ohrs*) (*Antero-Lateralansicht*)
RP =	Raised Point	Point Levé	Punto Elevado	Angehobener Punkt
DP =	Deep Point	Point Profond	Punto Profundo	Tiefer Punkt
HP =	Hidden Point	Point Caché	Punto Escondido	Verdeckter Punkt
HV =	Hidden View	Vue Cachée	Vista Escondida	Verdeckte Ansicht
PV =	Posterior View (*Mastoid Side of Ear*)	Vue Postérieure (*Côté de l'Oreille Mastoid*)	Vista Posterior (*Lado Mastoides de la Oreja*)	Hintere Ansicht (*Mastoide Seite des Ohrs*)
CS =	Central Side (*Toward Midline*) (*Proximal*)	Côté Central (*Vers le Milieu*) (*Proximal*)	Lado Central (*Hacia al Medio*) (*Proximal*)	Zentrale Seite (*Zur Mittellinie hin*) (*Proximal*)
PS =	Peripheral Side (*Toward Outside*) (*Distal*)	Côté Périphérique (*Vers l'Extérieur*) (*Distal*)	Lado Periférico (*Hacia Afuera*) (*Distal*)	Periphere Seite (*Zur Außenseite hin*) (*Distal*)
SS =	Superior Side (*Toward Top*) (*Dorsal*)	Côté Supérieur (*Vers le Sommet*) (*Dorsal*)	Lado Superior (*Hacia Arriba*) (*Dorsal*)	Obere Seite (*Zur Spitze hin*) (*Dorsal*)
IS =	Inferior Side (*Toward Bottom*) (*Ventral*)	Côté Inférieur (*Vers le Bas*) (*Ventral*)	Lado Inferior (*Hacia Abajo*) (*Ventral*)	Untere Seite (*Zum Ende hin*) (*Ventral*)

© 1995, Copyright by Terry Oleson, Ph.D.

4.4. Auricular Views

MA	Japanese	Korean	Russian	Persian
MA	= 耳介ミクロシステム	이침혈	Микросистема ушной раковины	سیستم کوچک گوشی
AZ	= 耳介帯	이침구역	Зона ушной раковины	منطقه‌ها در گوش
LM	= 耳指標	표식	Топографические точки ушной раковины	نشان اختصاصی گوش
RE	= 右耳	우이	Правое ухо	گوش راست
LE	= 左耳	좌이	Левое ухо	گوش چپ
SV	= 表面図 （耳の外側）（前外側図）	표면도	Поверхностный вид	منطقه سطح خارجی
RP	= 隆起点	돌출점	Рельефная точка	نقطه بالابردن
DP	= 深部点	함요점	Глубокая точка	نقطه عمیق
HP	= 隠れた点	은폐점	Скрытая точка	نقطه پنهانی
HV	= 隠れた部分図	숨은곳	Скрытый вид	منظره پنهانی
PV	= 背面図 （耳の乳様突起側）	이배	Заднеповерхностный вид	(منظره) منطقه پستی
CS	= 中央側 （中心線へ）（隣接面）	중심부	Центральное положение	طرف وسطی
PS	= 末梢側 （外側へ）（末端）	외측부	Перефейное положение	نقطه اطراف (دور و بر)
SS	= 上側 （頂きへ）（背面）	상위부	Верхнее положение	طرف بالائی
IS	= 下側 （基底部へ）（下方表面）	하위부	Нижнее положение	طرف پائینی

© 1995, Copyright by Terry Oleson, Ph.D.

5.1. Auricular Zones

	AZ	English	Chinese Words	Chinese Script
	HX	Helix	Er Lun	耳輪
	AH	Antihelix	Dui Er Lun	對耳輪
	LO	Lobe	Er Chui	耳垂
	SF	Scaphoid Fossa	Er Zhou	耳舟
	TF	Triangular Fossa	San Jiao Wo	三角窩
	TG	Tragus	Er Ping	耳屏
	AT	Antitragus	Dui Er Ping	對耳屏
	IT	Intertragic Notch	Ping Jian Qie Ji	屏間切跡
	SC	Superior Concha	Er Jia Ting	耳甲艇
	IC	Inferior Concha	Er Jia Qiang	耳甲腔
*	CR	Concha Ridge	Er Ji Lun	耳輪腳
*	CW	Concha Wall	Er Ji Bi	耳甲壁
*	ST	Subtragus	Nei Er Ping	內耳屏
*	IH	Internal Helix	Nei Er Lun	內耳輪
*	PL	Posterior Lobe	Er Chui Bei	耳垂背
*	PG	Posterior Groove	Er Bei Gou	耳背溝
*	PT	Posterior Triangle	San Jiao Wo Bei	耳三角窩背
*	PC	Posterior Concha	Er Jia Bei	耳甲背
*	PP	Posterior Periphery	Er Wai Zhou Bei	耳背外周

* = *English*: Auricular areas not already represented in standard, international, anatomic nomenclature.

* = *Chinese*: 尚未有國際標準解剖學名的耳區

5.2. Numbers for Each Auricular Zone

HX 1	- HX 15	IH 1	- IH 12
AH 1	- AH 18	LO 1	- LO 8
TF 1	- TF 6	SF 1	- SF 6
TG 1	- TG 5	AT 1	- AT 3
ST 1	- ST 5	IT 1	- IT 2
SC 1	- SC 8	CR 1	- CR 2
IC 1	- IC 8	CW 1	- CW 10
PL 1	- PL 6	PG 1	- PG 10
PT 1	- PT 3	PC 1	- PC 4
PP 1	- PP 12		

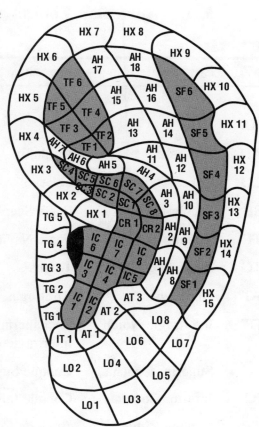

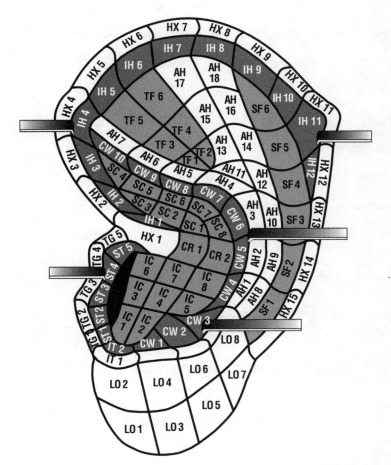

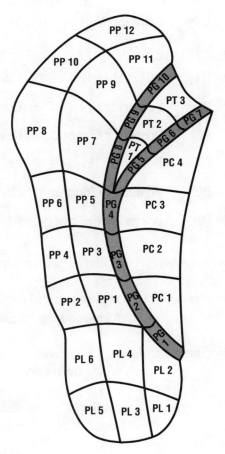

© 1995, Copyright by Terry Oleson, Ph.D.

5.3. Auricular Zones

AZ	English	French	Spanish	German
HX	Helix	Hélix	Hélice	Helix
AH	Antihelix	Antihélix	Antihélice	Antihelix
LO	Lobe	Lobe	Lóbulo	Lobus
SF	Scaphoid Fossa	Fosse Scaphoïde	Fossa Escafoides	Fossa scaphoidea
TF	Triangular Fossa	Fosse Naviculaire	Fossa Triangular	Fossa triangularis
TG	Tragus	Tragus	Tragus	Tragus
AT	Antitragus	Antitragus	Antitragus	Antitragus
IT	Intertragic Notch	Enchancrure Intertragienne	Corte Intertrágico	Incisura intertragica
SC	Superior Concha	Conque Supérieur	Concha Superior	Obere Concha
IC	Inferior Concha	Conque Inférieur	Concha Inferior	Untere Concha
* CR	Concha Ridge	Arête de Conque	Loma de la Concha	Concharand
* CW	Concha Wall	Mur de Conque	Muro de la Concha	Conchawand
* ST	Subtragus	Soustragus	Subtragus	Subtragus
* IH	Internal Helix	Hélix Interne	Hélice Interno	Innere Helix
* PL	Posterior Lobe	Lobe Postérieur	Lóbulo Posterior	Hinterer Lobus
* PG	Posterior Groove	Rainure Postérieure	Estría Posterior	Hintere Furche
* PT	Posterior Triangle	Triangle Postérieur	Triángulo Posterior	Hinteres Dreieck
* PC	Posterior Concha	Conque Postérieur	Concha Posterior	Hintere Concha
* PP	Posterior Periphery	Périphérie Postérieure	Periférico Posterior	Hintere Peripherie

* = **English**: Auricular areas not already represented in standard, international, anatomic nomenclature.

* = **French**: Les regions auiculaires qui ne sont pas déjà représentées parles en nomenclature anatomique standardisée international.

* = **Spanish**: Areas auriculares que toda vía no están representadas en nomenclatura anatómica estándar internacional.

* = **German**: Aurikulare Zonen, die noch nicht in international gebräuchlicher anatomischer Nomenklatur dargestellt sind.

© 1995, Copyright by Terry Oleson, Ph.D.

5. 4. Auricular Zones

AZ	Japanese	Korean	AZ	Russian	Persian
HX	耳輪	이 륜	HX	Завиток ушной раковины	شکل حلزونی - حلقوی گوش
AH	対輪	대이륜	AH	Противозавиток ушной раковины	برآمدگی قسمت غضروفی خارج گوش
LO	耳垂	이 수	LO	Мочка уха	نرمه گوش
SF	舟状窩	주상 와	SF	Ладьевидная ямка	فرورفتگی ناوی شکل
TF	三角窩	삼 각 와	TF	Треугольная ямка	فرورفتگی مثلثی شکل
TG	耳珠	이 주	TG	Козелок ушной раковины	غضروف جلو گوش
AT	対珠	대이주	AT	Противокозелок ушной раковины	برآمدگی غضروف جلوی گوش
IT	耳珠間切痕	이주간절흔	IT	Межкозелковая вырезка	برآمدگی داخلی
SC	上甲介	상갑개강	SC	Верхняя поверхность ушной раковины	بالای نیم دایره مانند
IC	下甲介	하갑개강	IC	Нижняя поверхность ушной раковины	داخل نیم دایره مانند
CR *	甲介稜	갑개능	CR *	Гребень ушной раковины	لبهٔ نیم دایره
CW *	甲介壁	갑개벽	CW *	Перегородка ушной раковины	دیواره نیم دایره
ST *	下耳珠	이 주 하	ST *	Подкозелок ушной раковины	قسمت بعدی غضروف جلوی گوش
IH *	内耳輪	내이륜	IH *	Внутренний завиток ушной раковины	قسمت داخلی حلقوی گوش
PL *	後耳垂	이 수 배	PL *	Задняя поверхность мочки уха	قسمت عقبی نرمه گوش
PG *	後溝	이 배 구	PG *	Задний вид выемки	گودی در قسمت عقب
PT *	後三角	삼각와배	PT *	Задний вид треугольника	پست قسمت سه گوشه
PC *	後甲介	갑 개 배	PC *	Задняя поверхность ушной раковины	پست قسمت نیم دایره مانند
PP *	後周辺	이배외주	PP *	Задне-периферийная поверхность	معدود پستی - (قسمت پشت)

* = *Japanese*: 国際標準解剖学術語に未だ記載されていない耳介域。

* = *Korean*: 이침구역은 표준, 국제적, 해부학상의 명명법이 아직 기술되지 않았다.

* = *Russian*: Зоны ушной раковины не всегда представлены в стандартизированной международной системе обозначений.

* = *Persian*: ترمهای تشریحی استاندارد رسیده است

© 1995, Copyright by Terry Oleson, Ph.D.

5.5.1. Surface Views of Auricular Anatomy

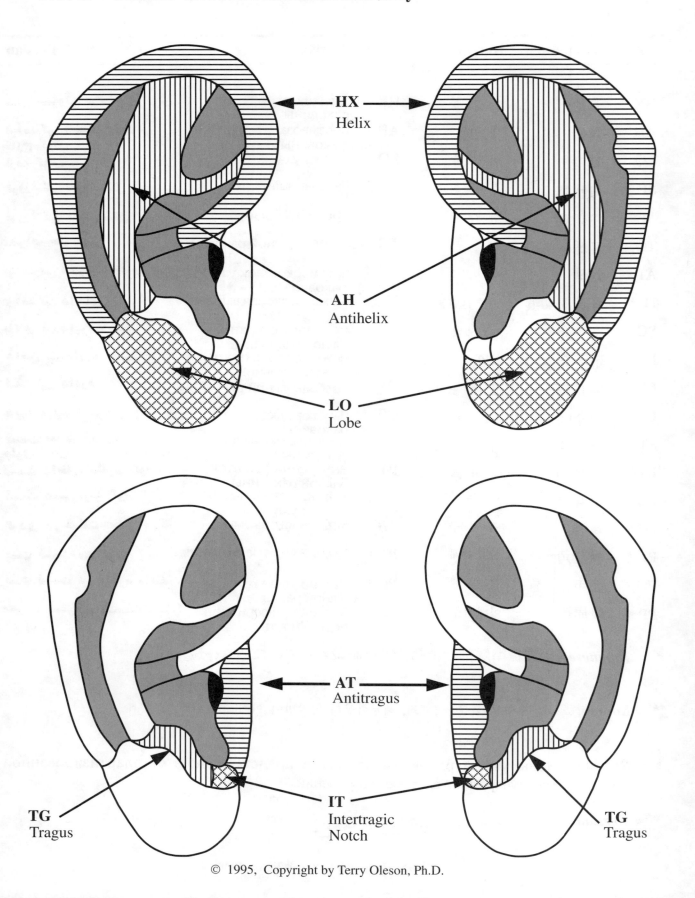

© 1995, Copyright by Terry Oleson, Ph.D.

5.5.2. Hidden Views of Auricular Anatomy

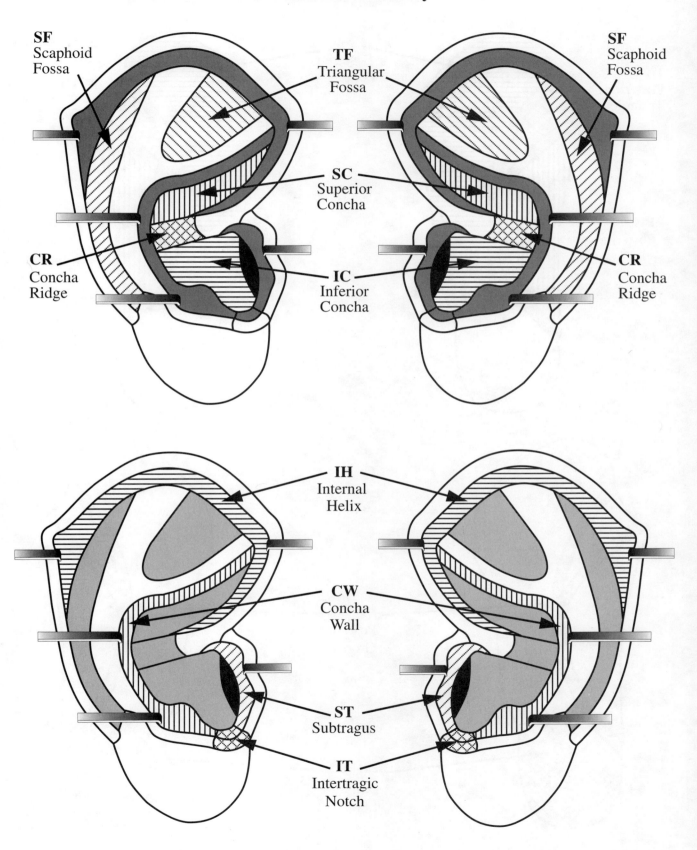

© 1995, Copyright by Terry Oleson, Ph.D.

5. 5. 3. Posterior Views of Auricular Anatomy

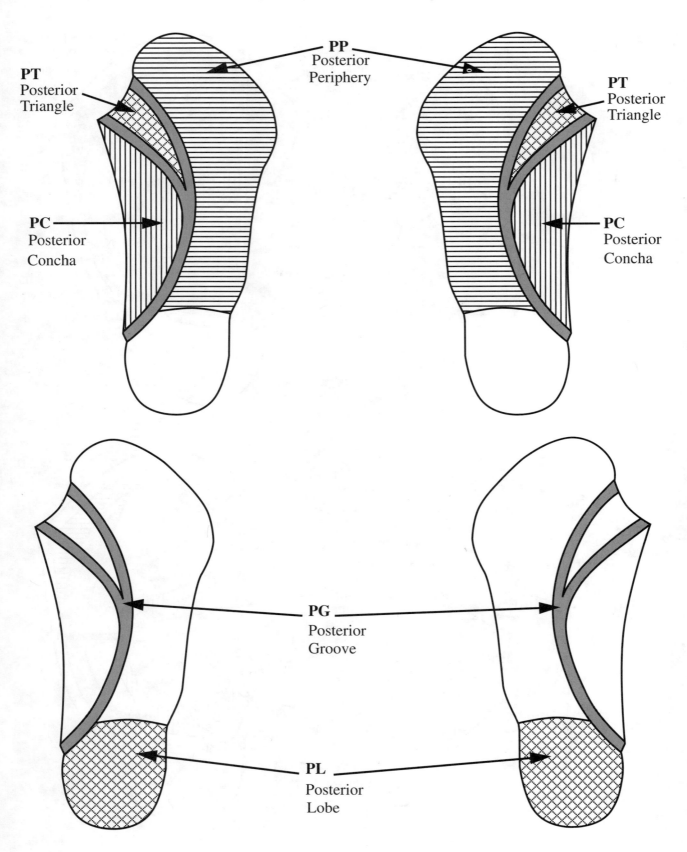

© 1995, Copyright by Terry Oleson, Ph.D.

5.6.1. Surface View of Auricular Zones (SV AZ)

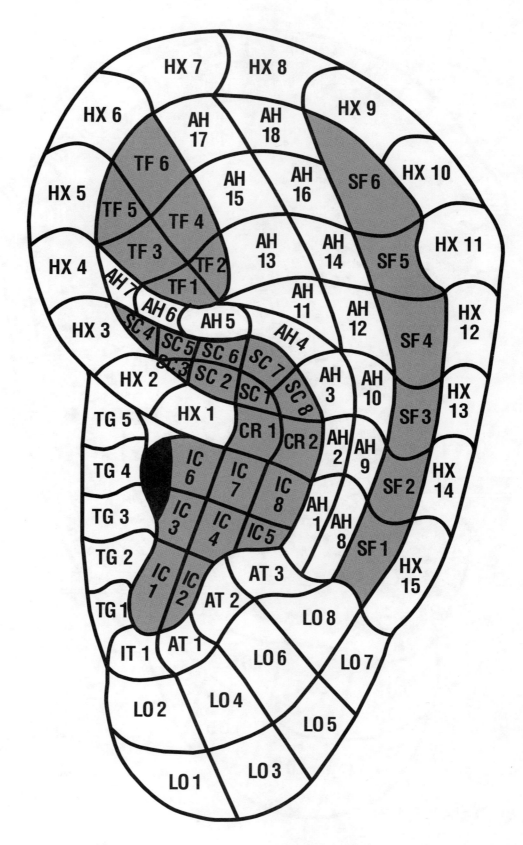

© 1995, Copyright by Terry Oleson, Ph.D.

5.6.2. Hidden View of Auricular Zones (HV AZ)

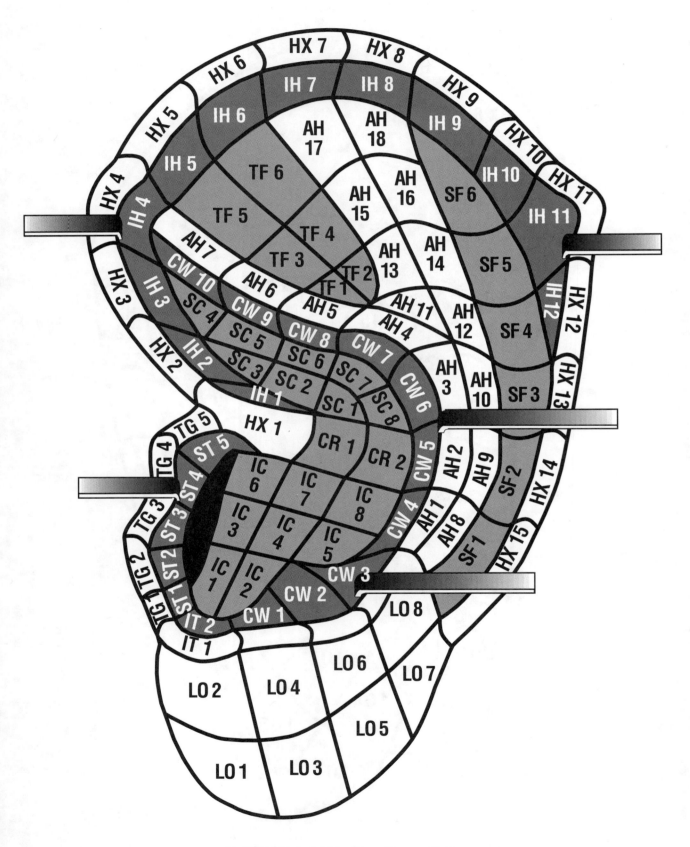

© 1995, Copyright by Terry Oleson, Ph.D.

5.6.3. Posterior View of Auricular Zones (PV AZ)

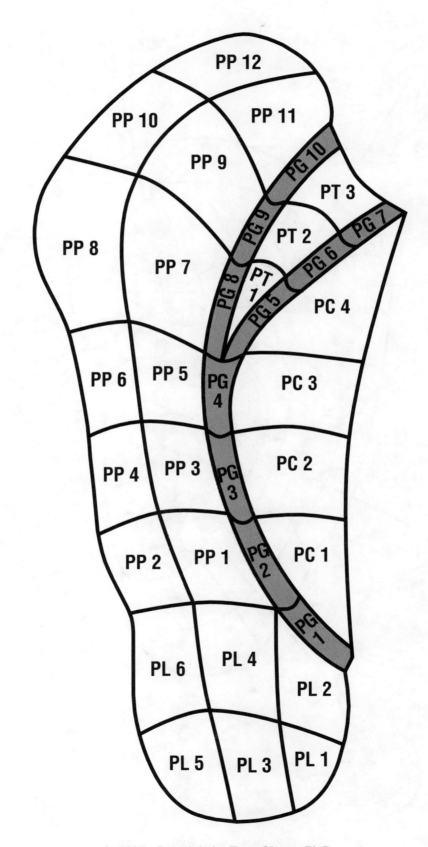

© 1995, Copyright by Terry Oleson, Ph.D.

5.7.1. Depth View of Contours of Auricular Zones

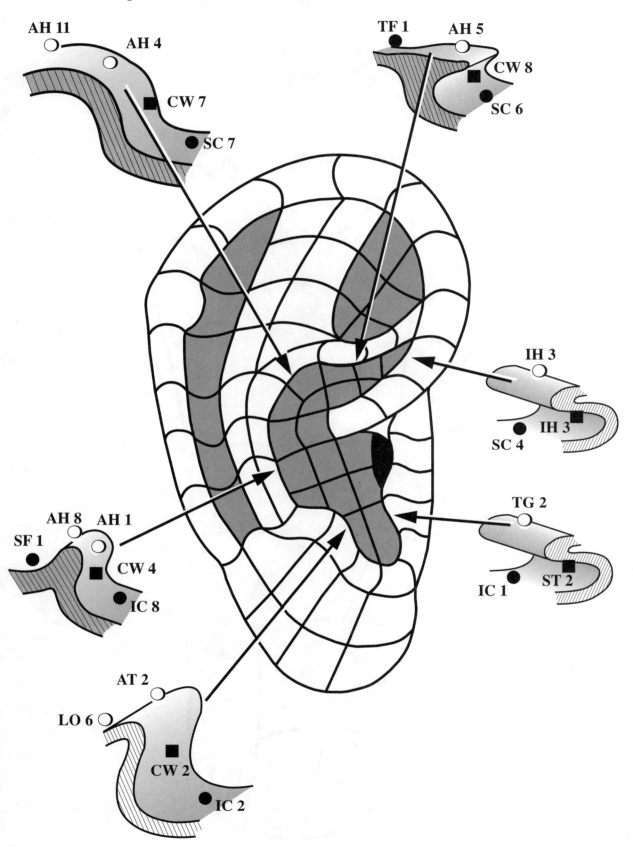

© 1995, Copyright by Terry Oleson, Ph.D.

5.7.2. Auricular Zone Subdivisions

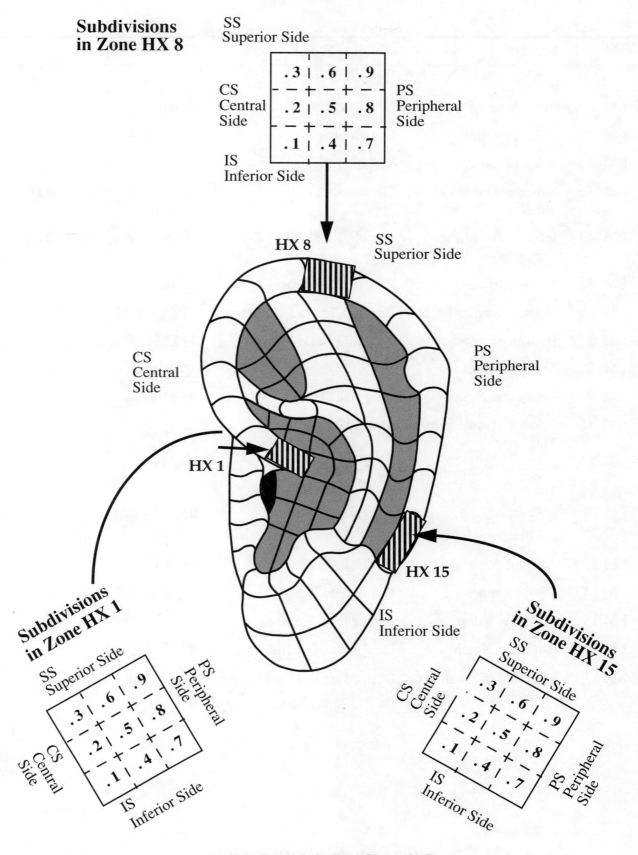

© 1995, Copyright by Terry Oleson, Ph.D.

6.1. Auricular Landmarks

MA	English	Chinese Word	Chinese Script
LM 0 :	Ear Center	Er Zhoung	耳中
LM 1 :	Helix Insertion	Er Lun Qiar Lu	耳輪插入
LM 2 :	Apex of Ear	Er Chian	耳尖
LM 3 :	Superior Darwin's Tubercle	Darwin Jia Shaun Qie Ji	達爾文結節的上切跡
LM 4 :	Inferior Darwin's Tubercle	Darwin Jia Shia Qie Ji	達爾文結節的下切跡
LM 5 :	Helix Curve	Er Lun Qiu Shen	耳輪曲線
LM 6 :	Helix - Lobular Notch	Er Lun Chui Bei Qie Ji	耳輪-垂背切跡
LM 7 :	Bottom of Lobe	Er Chui Bei Dee Boo	耳垂背底部
LM 8 :	Lobular Insertion	Er Chui Qiar Ru	耳垂插入
LM 9 :	Intertragic Notch	Ping Jian Qie Ji	屏間切跡
LM 10 :	Inferior Protusion of Tragus	Shia Er Ping	下耳屏
LM 11 :	Superior Protrusion of Tragus	Jia Er Ping	上耳屏
LM 12 :	Inferior Protrusion of Antitragus	Dui Er Ping Qiu Sheng	對耳屏曲線
LM 13 :	Apex of Antitragus	Dui Er Ping Zhen	對耳屏尖
LM 14 :	Tip of Antihelix Tail	Dui Er Lun Wei	對耳輪尾
LM 15 :	Antihelix Curve	Dui Er Lun Qiu Zhe	對耳輪曲線
LM 16 :	Antihelix Notch	Dui Er Lun Qie Ji	對耳輪切跡
LM 17 :	Midpoint of Antihelix Inferior Crus	Dui Er Lun Ben Zhong Dien	對耳輪邊中點

© 1995, Copyright by Terry Oleson, Ph.D.

6. 2. Auricular Landmarks

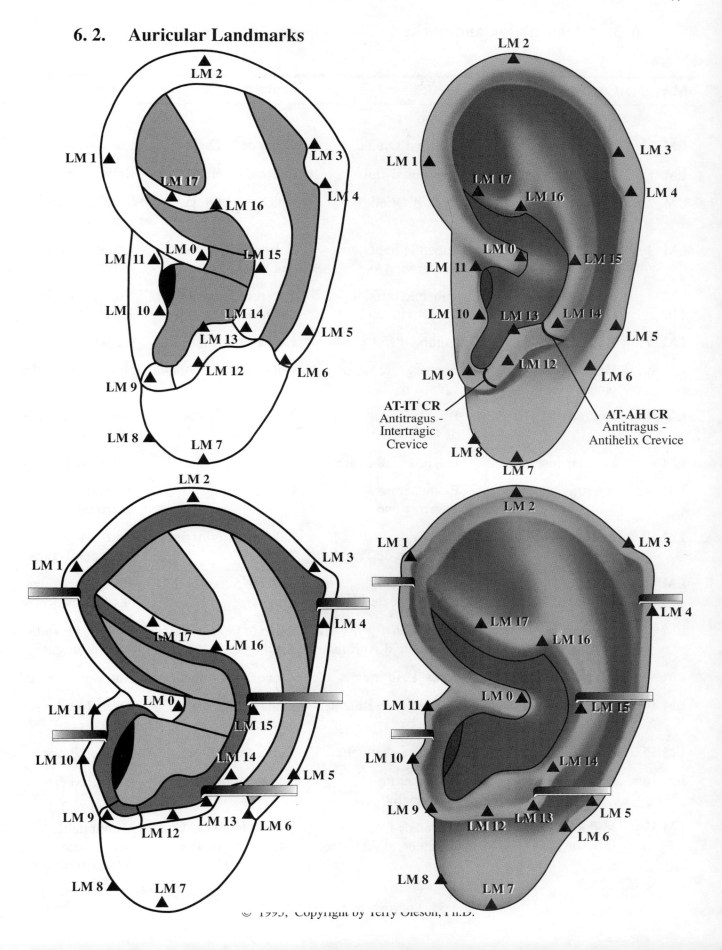

6.3. Auricular Landmarks

MA	English	French	Spanish	German
LM 0 :	Ear Center	Centre d'Oreille	Cento de la Oreja	Ohrzentrum
LM 1 :	Helix Insertion	Insertion d'Helix	Inserción Hélice	Helixansatz
LM 2 :	Apex of Ear	Apex d'Orielle	Apice de la Oreja	Scheitelpunkt des Ohrs
LM 3 :	Superior Darwin's Tubercle	Tubercle Supérieur de Darwin	Tubérculo Superior de Darwin	Obere Darwin Tuberkel
LM 4 :	Inferior Darwin's Tubercle	Tubercle Inférieur de Darwin	Tubérculo Inferior de Darwin	Untere Darwin Tuberkel
LM 5 :	Helix Curve	Courbe d'Hélix	Curva Hélice	Helixbogen
LM 6 :	Helix - Lobular Notch	Enchanerure Hélix-Lobulaire	Hélice - Corte Lobular	Helixlappenkerbe
LM 7 :	Bottom of Lobe	Bout Inférieur de Lobe	Transero del Lóbulo	Unterster Teil des Lobulus
LM 8 :	Lobular Insertion	Insertion Lobulaire	Insercíon Lobular	Lobulusansatz
LM 9 :	Intertragic Notch	Enchanerure Intertragique	Corte Intertrágico	Incisura intertragica
LM 10 :	Inferior Protusion of Tragus	Protrusion Inférieure de Tragus	Saliente Inferior del Tragus	Untere Vorwölbung des Tragus
LM 11 :	Superior Protrusion of Tragus	Protrusion Supérieure de Tragus	Saliente Superior del Tragus	Obere Vorwölbung des Tragus
LM 12 :	Inferior Protusion of Antitragus	Protrusion Inférieure d'Antitragus	Saliente Inferior del Antitragus	Untere Vorwölbung des Antitragus
LM 13 :	Apex of Antitragus	Apex d'Antitragus	Ápice del Antitragus	Antitragusscheitel
LM 14 :	Tip of Antihelix Tail	Extrémite de Bout de Antihélix	Punta de la Cola Antihélice	Antihelixschwanz-spitze
LM 15 :	Antihelix Curve	Courbe d'Antihélix	Curva Antihélice	Antihelixbogen
LM 16 :	Antihelix Notch	Enchanerure d'Antihélix	Corte Antihélice	Antihelixkerbe
LM 17 :	Midpoint of Antihelix Inferior Crus	Milieu de Crus Inférieure d'Antihélix	Punto Medio del Crus Inferior Antihélice	Mittelpunkt des unteren Antihelixkörpers

© 1995, Copyright by Terry Oleson, Ph.D.

6.4. Auricular Landmarks

MA	Japanese	Korean	Russian	Persian
LM 0 :	耳中央	이중심	Центр уха	قسمت میانی حلقوی گوش
LM 1 :	耳輪挿入	이륜접합	Место прикрепления завитка	نوک گوش در بالا
LM 2 :	耳尖	이 첨	Верх уха	بالای برآمدگی داروین
LM 3 :	上部ダーウィン結節	다윈결절상부	Верхний дарвиновский бугорок	پائین برآمدگی داروین
LM 4 :	下部ダーウィン結節	다윈결절하부	Нижний дарвиновский бугорок	خمیدگی حلقوی گوش
LM 5 :	耳輪曲線	이륜곡선	Изгиб завитка	فرورفتگی قسمت نرمه گوش شکل حلقوی
LM 6 :	耳輪 - 耳垂切痕	이륜-이수절흔	Завитково-мочковая вырезка	پائین قسمت نرمه گوش
LM 7 :	耳垂最下部	이수저부	Низ мочки	داخل نرمه گوش
LM 8 :	耳垂挿入	이수삽입	Место прикрепления мочки	فرورفتگی داخلی
LM 9 :	耳珠間切痕	이주간절흔	Межкозелковая вырезка	قسمت پائین غضروف جلوی گوش
LM 10 :	耳珠の下部突起	이주하결절	Нижний выступ козелка	قسمت بالایی غضروف جلوی گوش
LM 11 :	耳珠の上部突起	이주상결절	Верхний выступ козелка	قسمت پائین برآمدگی غضروف جلوی گوش
LM 12 :	対珠の下部突起	대이주하결절	Нижний выступ противо-козелка	برآمدگی قسمت غضروفی خارج گوش
LM 13 :	対珠尖	대이주첨	Верхний край противо-козелка	برآمدگی قسمت غضروفی خارج گوش
LM 14 :	対輪尾の先端	대이륜미	Кончик хвоста противо-завитка	برآمدگی قسمت غضروفی خارج گوش
LM 15 :	対輪曲線	대이륜곡선	Изгиб противозавитка	برآمدگی قسمت غضروفی خارج گوش
LM 16 :	対輪切痕	대이륜절흔	Вырезка противозавитка	وسط برآمدگی قسمت غضروفی خارج گوش
LM 17 :	対輪下脚の中心点	대이륜변중점	Средняя точка внутренней части противозавитка	پائین ساق پا

© 1995, Copyright by Terry Oleson, Ph.D.

6.5. Relationship of Auricular Landmarks (LM) to Auricular Zones (AZ)

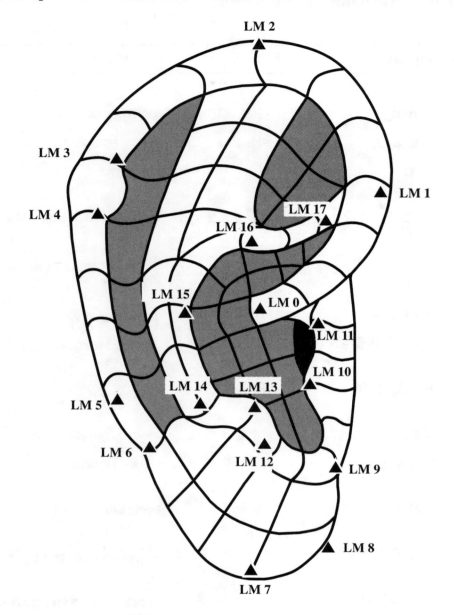

LM	AZ	LM	AZ	LM	AZ
LM 0	HX 1 / CR 1	LM 6	HX 15 / LO 7	LM 12	AT 1 / AT 2
LM 1	HX 4 / HX 5	LM 7	LO 2 / LO 1	LM 13	AT 2 / AT 3
LM 2	HX 7 / HX 8	LM 8	LO 1 / Face	LM 14	AT 3 / AH 1
LM 3	HX 10 / HX 11	LM 9	IT 1 / TG 1	LM 15	AH 2 / AH 3
LM 4	HX 11 / HX 12	LM 10	TG 2 / TG 3	LM 16	AH 4 / AH 5
LM 5	HX 14 / HX 15	LM 11	TG 4 / TG 5	LM 17	AH 6 / AH 7

© 1995, Copyright by Terry Oleson, Ph.D.

6.5. Photographs of Auricular Landmarks

Plain Ear

Ear Shown with Landmarks

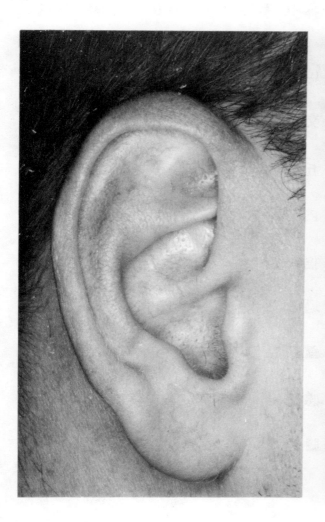
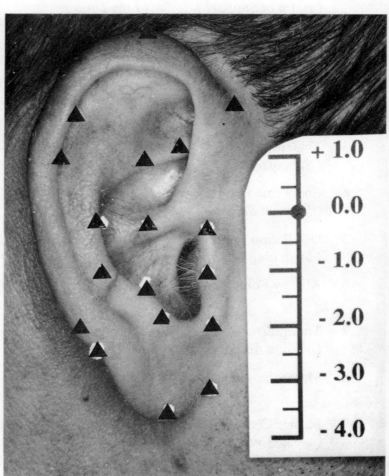

= 1.0 cm

© 1995, Copyright by Terry Oleson, Ph.D.

Auricular Microsystem Points

7. 01. 1. Master Points

MA	English	Chinese Word	Chinese Script	Auricular Zone
				MA - AZ
0.	Point Zero (*Point of Support*) (*Homeostatic Balance*)	Er Zhong (*Ling Dian*)	0. 耳中（零點）	0. 0 - HX 1.4
1.	Shen Men (*Spirit Gate*)	Er Shen Men	1. （耳）神門	1. 0 - TF 2
2.	Autonomic Point (*Sympathetic*)	Jiao Gan Xue	2. 交感穴	2. 0 - IH 4.8
3.	Thalamus Point (*Subcortex*)	Qiu Nao Xue	3. 丘腦穴	3. 0 - CW 2.9
4.	Endocrine Point (*Internal Secretion*)	Nei Fen Mi Xue	4. 內分泌穴	4. 0 - IT 2
5.	Oscillation Point (*Switching Laterality*)	Yao Bai Dian	5. 搖擺點	5. F - ST 2
6.	Allergy Point	Guo Min Dian	6. 過敏點	6. F - IH 7
7.	Tranquilizer Point (*Valium Analogue*)	Zhen Jing Dian	7. 鎮靜點	7. F - TG 2.2
8.	Master Sensorial Point	Gan Jue Dian	8. 感覺點	8. F - LO 4.5
9.	Master Cerebral Point (*Obsessive Worry*)	Nao Dian	9. 腦點	9. F - LO 1.3

© 1995 Copyright by Terry Oleson, Ph.D.

7. 01. 2. Master Points

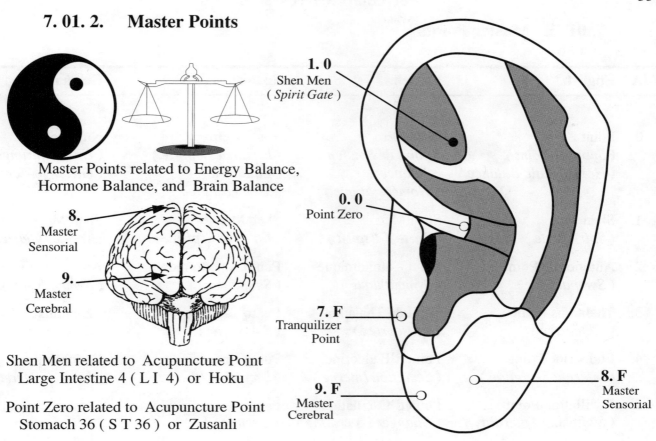

Master Points related to Energy Balance, Hormone Balance, and Brain Balance

Shen Men related to Acupuncture Point Large Intestine 4 (L I 4) or Hoku

Point Zero related to Acupuncture Point Stomach 36 (S T 36) or Zusanli

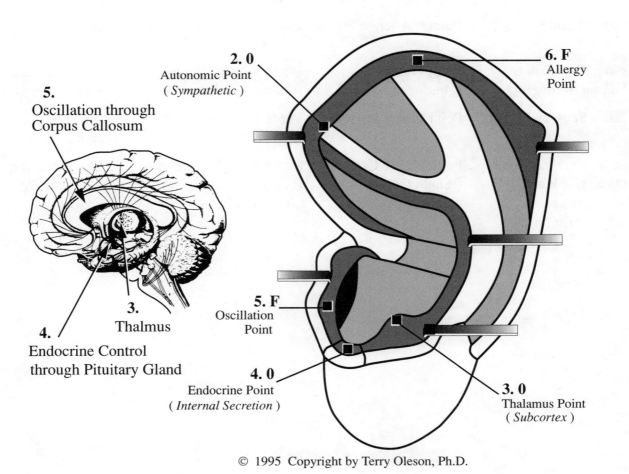

© 1995 Copyright by Terry Oleson, Ph.D.

Auricular Microsystem Points

7. 01. 3. Master Points

MA	English	French	Spanish	German
0.	Point Zero (*Support Point*) (*Homeostatic Balance*)	Point Zéro (*Point de Soutien*) (*Balance Homéostatique*)	Punto Cero (*Punto de Soporte*) (*Equilibrio Homeostático*)	Nullpunkt (*Unterstützungspunkt*) (*Gleichgewicht*)
1.	Shen Men (*Spirit Gate*)	Shen Men (*Porte d'Éspirit*)	Shen Men (*Entrada Espíritu*)	Shen Men (*Tor des Geistes*)
2.	Autonomic Point (*Sympathetic*)	Point Autonomique (*Sympathique*)	Punto Autónomico (*Simpático*)	Autonomer Punkt (*Sympathisch*)
3.	Thalamus Point (*Subcortex*)	Point du Thalamus (*Souscortex*)	Punto Tálamo (*Subcortex*)	Thalamuspunkt (*Subkortex*)
4.	Endocrine Point (*Internal Secretion*)	Point d'Endocrine (*Sécrétion Interne*)	Punto Endocrino (*Secreción Internal*)	Endokrinpunkt (*Inneren Sekretion*)
5.	Oscillation Point (*Switching Laterality*)	Point d'Oscillation (*Changer Latéralitie*)	Punto de Oscilación (*Cambiando Lateralidad*)	Oszillationspunkt (*Schwingung Lateralwechsel*)
6.	Allergy Point	Point d'Allergie	Punto de Alergia	Allergiepunkt
7.	Tranquilizer Point (*Valium Analogue*)	Point Tranquilisant (*Analogue Valium*)	Punto Tranquilizante (*Análoga Valium*)	Beruhigungspunkt (*Valium-Analogon*)
8.	Master Sensorial Point	Point Maître Sensoriel	Punto Maestro Sensorial	Sensorischer Hauptpunkt
9.	Master Cerebral Point (*Obsessive Worry*)	Point Maître Cérébral (*Ennui Obsédant*)	Punto Maestro Cerebral (*Preocupacion Obsesiva*)	Zerebraler Hauptpunkt (*Zwanghafte Besorgnis*)

© 1995 Copyright by Terry Oleson, Ph.D.

Auricular Microsystem Points

7. 01. 4. Master Points

MA	Japanese	Korean	Russian	Persian
0.	ゼロ点 （支持点、 恒常バランス）	제 로 점 (보조점) (항상성 평형점)	Нулевая точка	نقطه صفر
1.	霊口	신 문	Точка Шен Мен	نقطه بالای کوش
2.	内因点 （自律神経）	자 율 점	Автономная точка	اتوماتیک - غیر ارادی
3.	視床点 （皮質下部）	시 상 점	Точка Таламуса	تالاموس
4.	内分泌点 （内分泌）	내분비점	Эндокринная точка	غده ترشحی - داخلی - هورمونی
5.	振動点 （利き腕転換）	진 동 점 (편측전환)	Колебательная точка	نقطه نوسان - لرزش
6.	アレルギー点	엘러지점	Аллергическая точка	حساسیت - آلرژی
7.	精神安定点 （バリウム類似体）	진 정 점 (바륨유사점)	Транквилизирующая точка	آرام بخش
8.	感覚支配点	주감각점	Основная чувствительная точка	مرکز حواس
9.	大脳支配点 （強迫的不安）	주 뇌 점 (강박적근심)	Основная церебральная точка	دماغی

© 1995 Copyright by Terry Oleson, Ph.D.

7. 01. 5. Master Points

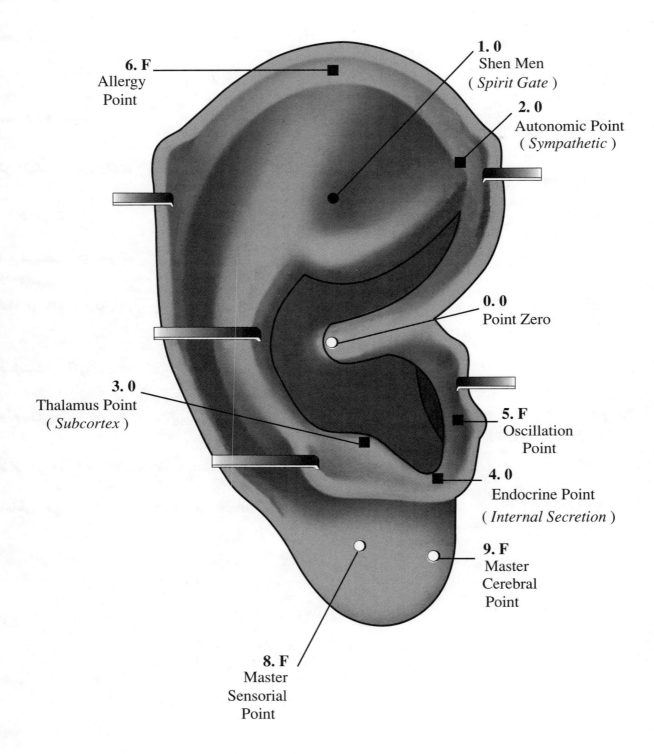

7.01.6. Master Points

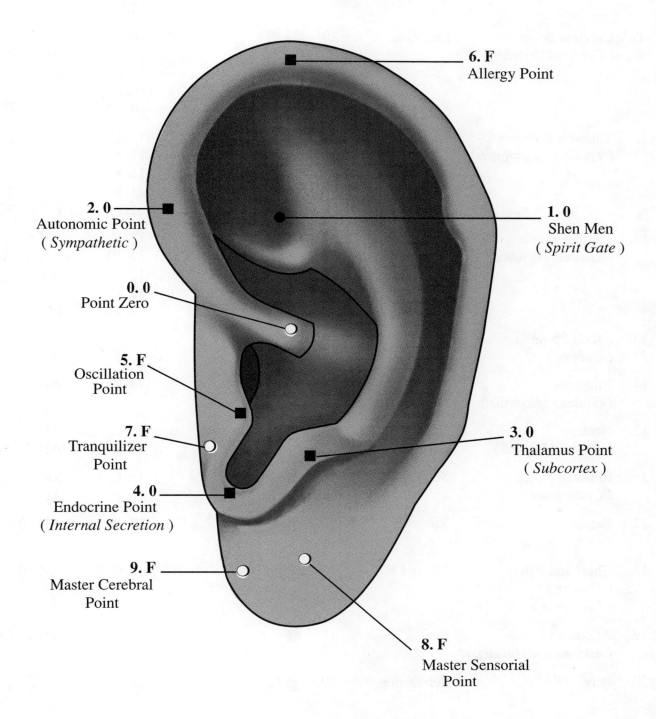

Auricular Microsystem Points

7. 02. 1. Musculoskeletal Body

MA	English	Chinese Word	Chinese Script	Auricular Zone		
				MA	-	AZ
10.	Cervical Spine (*Cervical Vertebrae*)	Jing Zhui	10. 頸椎	10. C 10. F1 10. F2 10. F3 10. F4	- - - - -	AH 1 AH 1 - AH 2 CR 2 TG 1 PG 2 - PG 2
11.	Thoracic Spine (*Thoracic Vertebrae*)	Xiong Zhui	11. 胸椎	11. C 11. F1 11. F2 11. F3 11. F4	- - - - -	AH 2 - AH 3 AH 3 - AH 4 CR 1 TG 2 - TG 3 PG 3 - PG 4
12.	Lumbar Spine (*Lumbar Vertebrae*)	Yao Zhui	12. 腰椎	12. C 12. F1 12. F2 12. F3 12. F4	- - - - -	AH 4 AH 5 - AH 6 HX 1 TG 4 PG 5 - PG 6
13.	Sacral Spine (*Coccyx*)	Di Gu	13. 骶骨	13. C 13. F	- -	AH 11 AH 7
14.	Buttocks (*Gluteus Maximus*)	Tun	14. 臀	14. 0	-	AH 5.2
15.	Neck (*Throat Muscles*)	Jing	15. 頸	15. C 15. F	- -	AH 8 AH 8 - AH 9
16.	Clavicle (*Collarbone*)	Suo Gu	16. 鎖骨	16. C 16. F	- -	SF 1 AH 9
17.	Breast	Ru	17. 乳	17. 0	-	AH 10.4
18.	Chest and Ribs (*Thorax*) (*Pectorals*)	Xiong Lei	18. 胸肋	18. 0	-	AH 10
19.	Abdomen (*Abdominal Muscles*)	Fu	19. 腹	19. 0	-	AH 11 - AH 12
20.	Pelvic Girdle	Pen Qiang	20. 盆腔	20. 0	-	TF 1.4

© 1995 Copyright by Terry Oleson, Ph.D.

7. 02. 2. Musculoskeletal Body

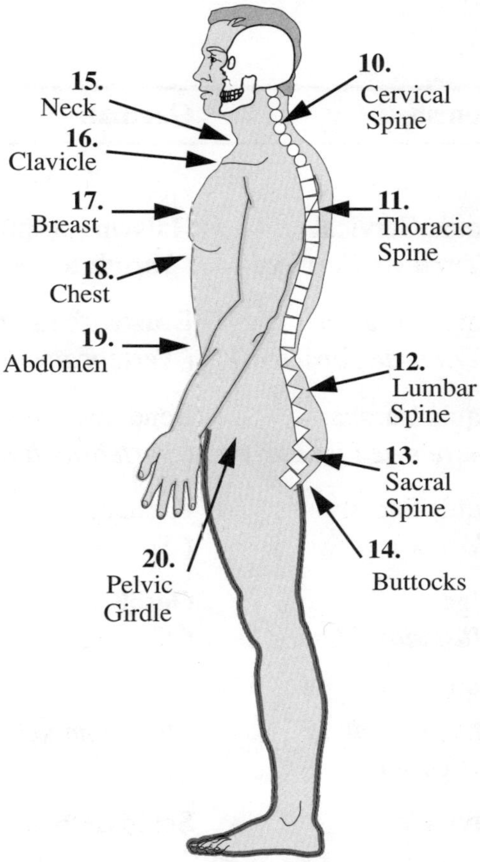

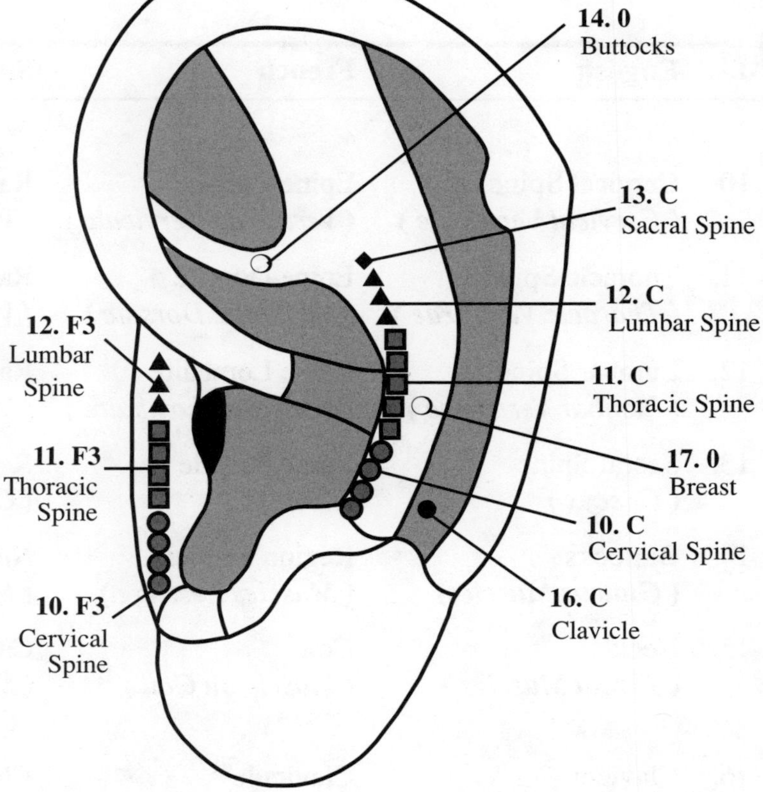

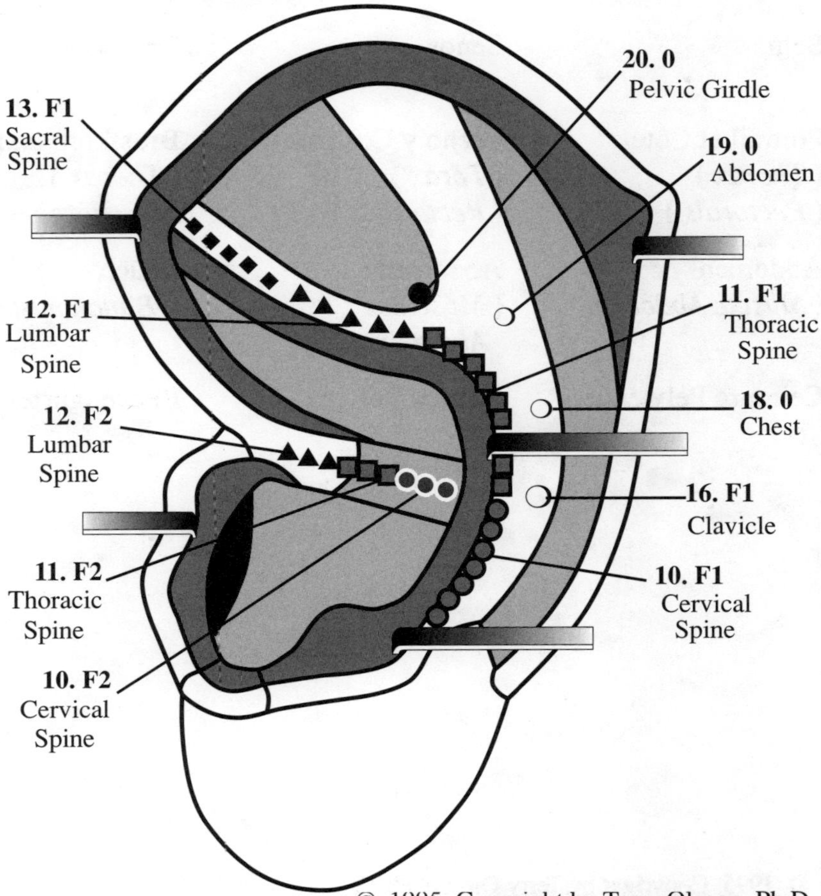

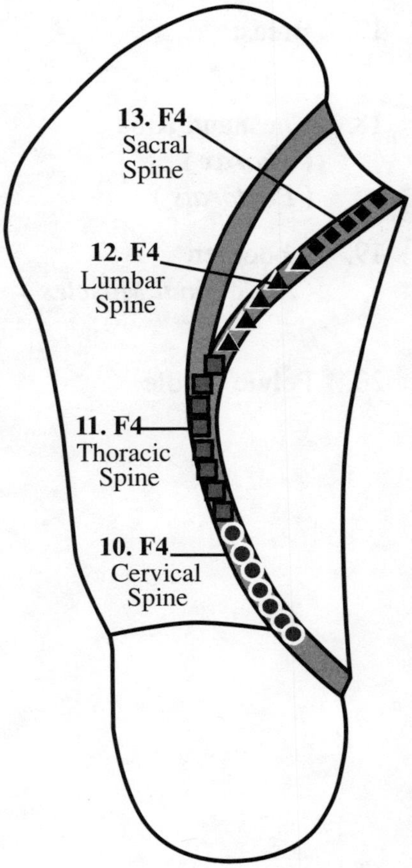

Auricular Microsystem Points

7. 02. 3.   Musculoskeletal Body

MA	English	French	Spanish	German
10.	Cervical Spine (*Cervical Vertebrae*)	Épine Cervicale (*Vertébrae Cervicale*)	Raquis Cervical (*Vértebrae Cervical*)	Halswirbelsäule (*Vertebrae cervicalis*)
11.	Thoracic Spine (*Thoracic Vertebrae*)	Épine Dorsale (*Vertébrae Dorsale*)	Raquis Torácico (*Vértebrae Torácico*)	Brustwirbelsäule (*Vertebrae dorsalis*)
12.	Lumbar Spine (*Lumbar Vertebrae*)	Épine Lombaire (*Vertébrae Lombaire*)	Raquis Lumbar (*Vértebrae Lumbar*)	Lendenwirbelsäule (*Vertebrae lumbalis*)
13.	Sacral Spine (*Coccyx*)	Épine Sacrale (*Coccyx*)	Raquis Sacral (*Cóccix*)	Kreuzbein (*Steißbein*)
14.	Buttocks (*Gluteus Muscles*)	Région Fessière (*Muscles Fessière*)	Nalgas (*Músculos Glúteos*)	Gesäß (*Glutealmuskulatur*)
15.	Neck (*Throat Muscles*)	Cou (*Muscle du Gou*)	Cuello (*Musculos de la Garganta*)	Hals (*Rachenmuskeln*)
16.	Clavicle (*Collarbone*)	Clavicule	Clavícula	Schlüsselbein
17.	Breast	Sein	Senos	Brust
18.	Chest and Ribs (*Thorax*) (*Pectorals*)	Poitrail et Côte (*Thorax*) (*Pectorals*)	Pecho y Costillas (*Tórax*) (*Pectorales*)	Brustkorb and Rippe (*Thorax*) (*Brustorgane*)
19.	Abdomen (*Abdominal Muscles*)	Abdomen (*Muscle Abdomen*)	Abdomen (*Músculos Abdominales*)	Bauch (*Bauchmuskeln*)
20.	Pelvic Girdle	Ceinture Pelvienne	Cintura Pélvica	Beckengürtel

© 1995 Copyright by Terry Oleson, Ph.D.

Auricular Microsystem Points

VII B. Musculoskeletal Body

MA	Japanese	Korean	Russian	Persian
10.	頚椎棘（頚椎）	경 추	Затылочный позвонок	استخوان گردن
11.	胸椎棘（胸椎）	흉 추	Грудной позвонок	استخوان قفسه سینه
12.	腰椎棘（腰椎）	요 추	Поясничный позвонок	استخوان کمر
13.	仙骨棘（尾骨）	선 추	Крестцовый позвонок	استخوان پائین کمر
14.	臀部（大臀筋）	둔 부	Ягодицы	سرین. کفل
15.	首（咽喉筋）	목 (인후근육)	Шея	استخوان ترقوه
16.	鎖骨	쇄 골	Ключица	گردن
17.	乳房	유 방	Грудь	قفسه سینه
18.	胸と肋骨（胸郭、胸筋）	가슴 및 늑골 (흉곽)	Грудина и ребра	پستان
19.	腹部（腹筋）	복 부 (복부근육)	Брюшная полость	شکم
20.	下肢帯	골반대	Тазовый пояс	لگن خاصره

© 1995 Copyright by Terry Oleson, Ph.D.

7.02.5. Musculoskeletal Body

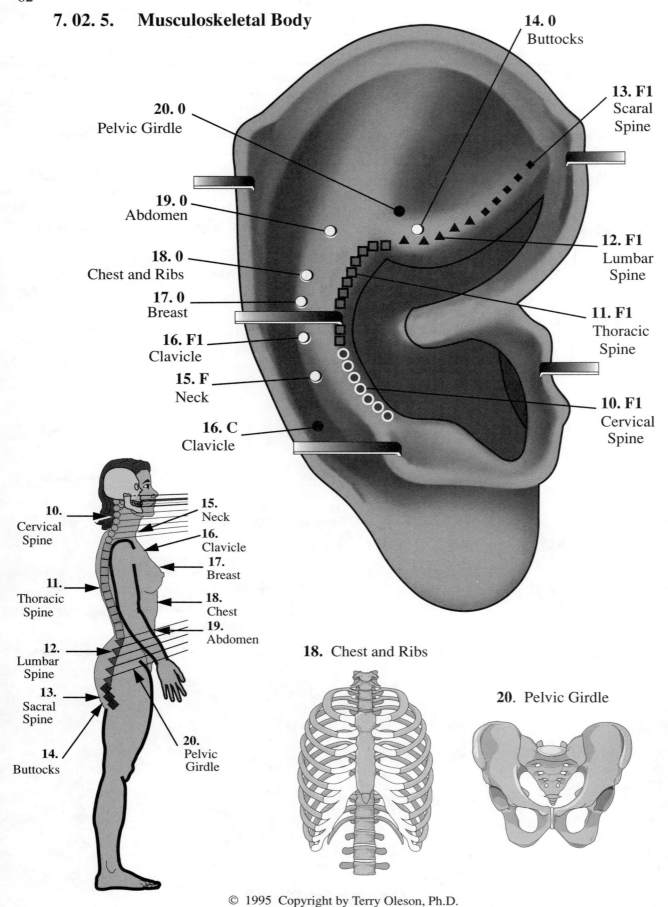

© 1995 Copyright by Terry Oleson, Ph.D.

7. 02. 6. Musculoskeletal Body

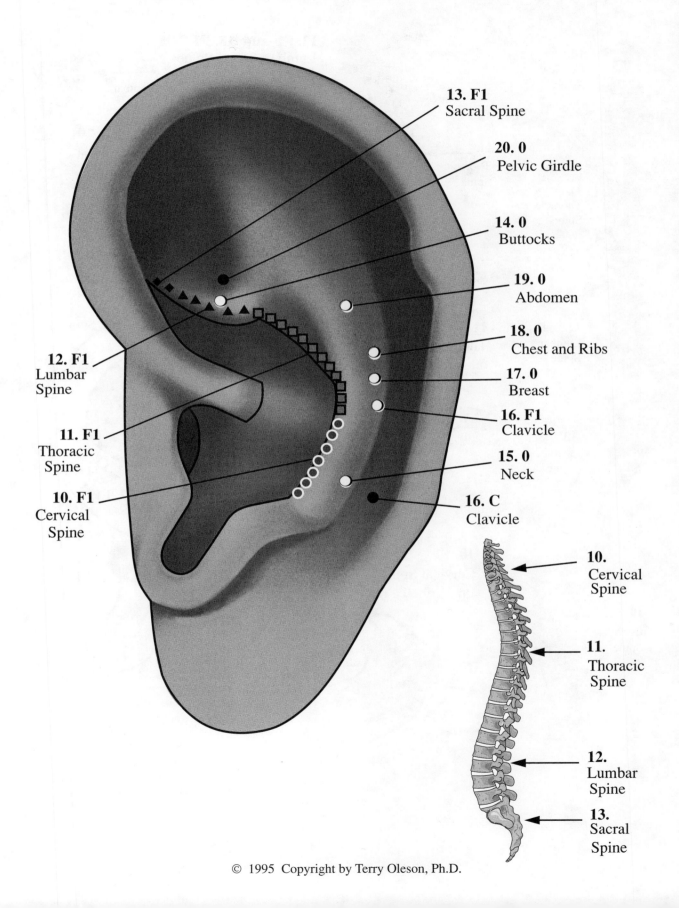

© 1995 Copyright by Terry Oleson, Ph.D.

7. 02. 7. Musculoskeletal Body

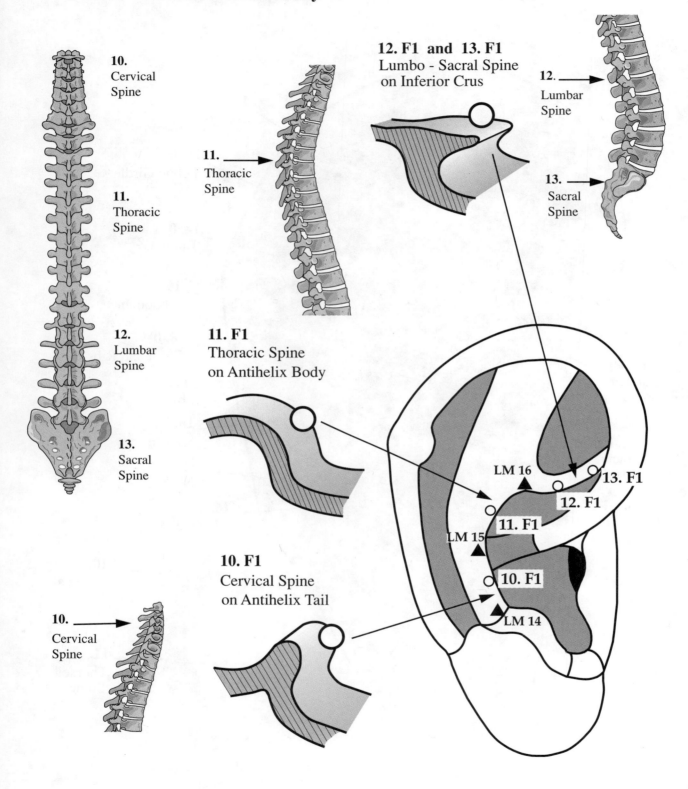

© 1995 Copyright by Terry Oleson, Ph.D.

7.02.8. Musculoskeletal Body

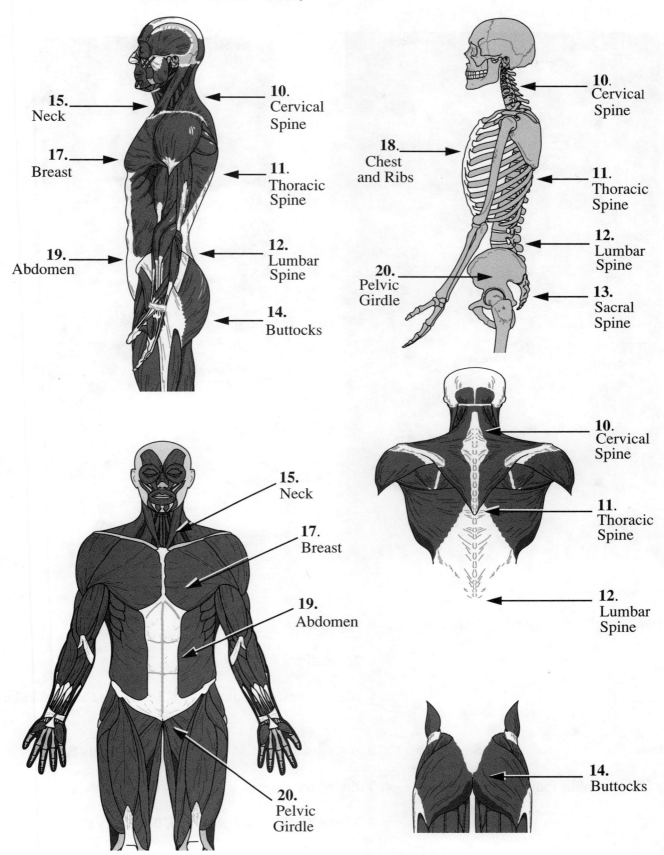

© 1995 Copyright by Terry Oleson, Ph.D.

7. 02. 9. 1.   Photographs of Auricular Master Points

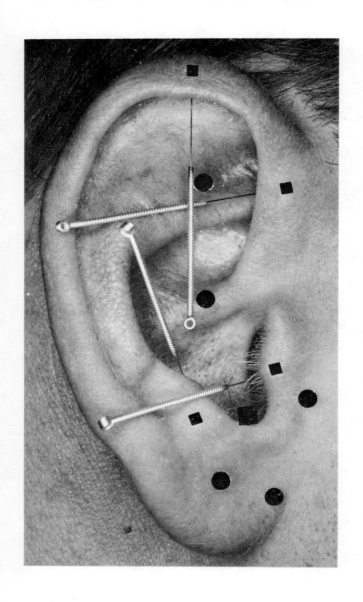
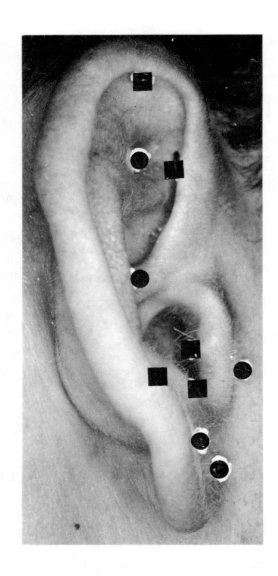

Master Points represented by Circle ● :   **0. 0** Point Zero   **1. 0** Shen Men

                                          7. 0 Tranquilizer Point

                                          8. 0 Master Sensorial Point   **9. 0** Master Cerebral Point

Master Points represented by Square ■ :   **2. 0** Autonomic Point   **3. 0** Thalamus Point

(Hidden points indicated by needle)   **4. 0** Endocrine Point

                                          5. 0 Master Oscillation Point   **6. 0** Allergy Point

© 1995 Copyright by Terry Oleson, Ph.D.

7.02.9.2. Photographs of Vertebral Column Represented on Ear

10. F1 Cervical Spine

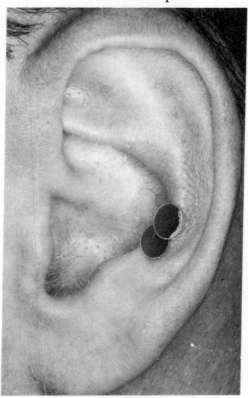

11. F1 Thoracic Spine

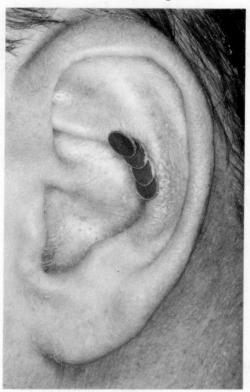

12. F1 Lumbar Spine

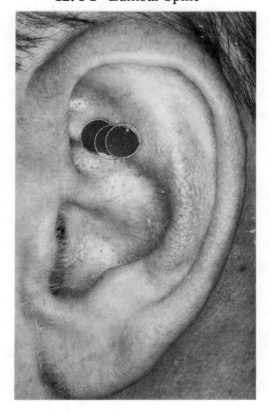

13. F1 Sacral Spine

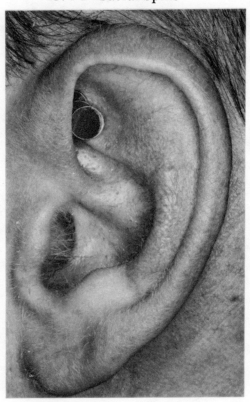

© 1995 Copyright by Terry Oleson, Ph.D.

Auricular Microsystem Points

7.03.1 Lower Limbs

MA	English	Chinese Word	Chinese Script	Auricular Zone
				<u>MA</u> - <u>AZ</u>
21.	Hip	Kuan	21. 髖	21. C - AH 13.4 21. F1 - TF 1.7 21. F2 - IC 1 21. F3 - AT 3 21. F4 - PT 1
22.	Thigh (*Femur*) (*Quadriceps*)	Da Tui	22. 大腿	22. 0 - TF 3.4
23.	Knee (*Patella*)	Xi	23. 膝	23. C1 - AH 15.5 23. C2 - AH 14.4 23. F1 - TF 4.3 23. F2 - IC 4 23. F3 - AT 2 23. F4 - PT 2
24.	Calf (*Tibia, Fibula*) (*Gastrocnemius*)	Xiao Tui	24. 小腿	24. F - TF 5.4
25.	Ankle	Huai	25. 踝	25. C - AH 17.7 25. F1 - TF 6.1 25. F2 - IC 5 25. F3 - AT 1
26.	Heel	Gen	26. 跟	26. C - AH 17.3 26. F - TF 5.3
27.	Foot (*Tarsals,* *Metatarsals*)	Zu	27. 足	27. F1 - TF 5 27. F2 - IC 8 27. F3 - IT 1 27. F4 - PT 3
28.	Toes	Zhi	28. 趾	28. C - AH 18.6 28. F - TF 6.6

© 1995 Copyright by Terry Oleson, Ph.D.

7.03.2. Lower Limbs

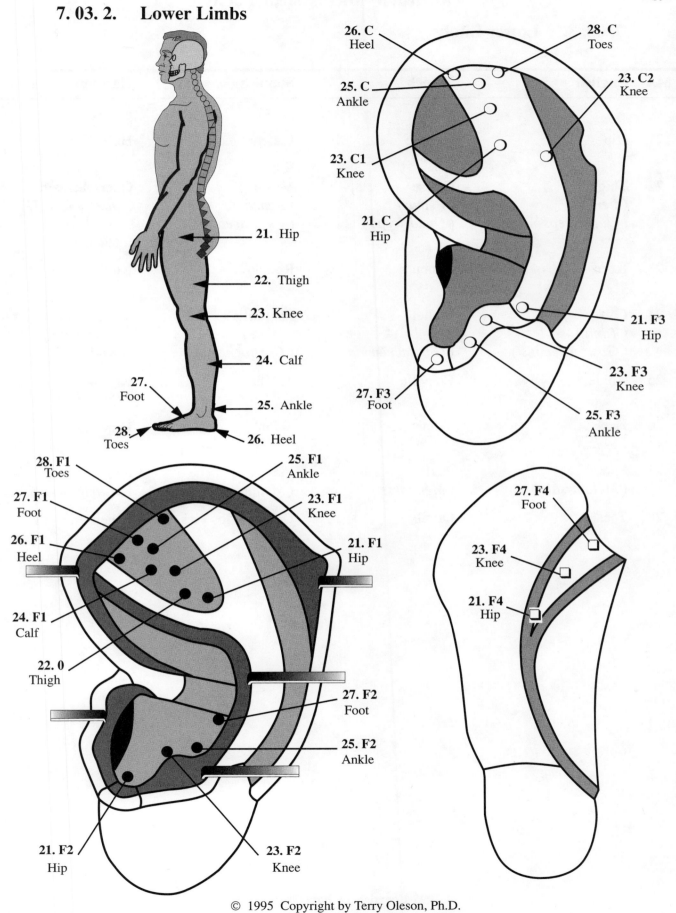

© 1995 Copyright by Terry Oleson, Ph.D.

Auricular Microsystem Points

7. 03. 3. Lower Limbs

MA	English	French	Spanish	German
21.	Hip	Hanche	Cadera	Hüfte
22.	Thigh (*Femur*) (*Quadriceps*)	Cuisse (*Fémur*) (*Quadriceps*)	Muslo (*Fémur*) (*Cuadriceps*)	Oberschenkel (*Oberschenkel- knochen, Quadriceps*)
23.	Knee	Genou	Rodilla	Knie
24.	Calf (*Tibia*) (*Gastrocnemius*)	Mollet (*Jambe*) (*Gastrocnémien*)	Pantorilla (*Tibia*) (*Gastrocnemio*)	Wade (*Schienbein*) (*Wadenmuskel*)
25.	Ankle	Cheville	Tobillo	Knöchel (*Fußgelenk*)
26.	Heel	Talon	Talón	Ferse
27.	Foot (*Metatarsals*)	Pied (*Métatarse*)	Pie (*Metatarsio*)	Fuß (*Mittelfußknochen*)
28.	Toes	Orteils	Dedos de los Pies	Zehen

Auricular Microsystem Points

7.03.4. Lower Limbs

MA	Japanese	Korean	Russian	Persian
21.	股関節部	관골부	Верхняя часть бедра	مفصل ران
22.	腿 （大腿骨、四頭筋）	대퇴 (대퇴사두근)	Нижняя часть бедра	ران
23.	膝（膝蓋骨）	무릎	Колено	زانو
24.	ふくらはぎ （脛骨、腓腹筋）	소퇴 (비복근)	Голень	ساق پا
25.	踝または足首	발목	Щиколотка	مچ پا
26.	踵	발뒷굼치	Пятка	پاشنه پا
27.	足（中足[骨]）	발	Стопа	پا
28.	足指	발가락	Пальцы стопы	انگشت پا

7.03.5 Lower Limbs

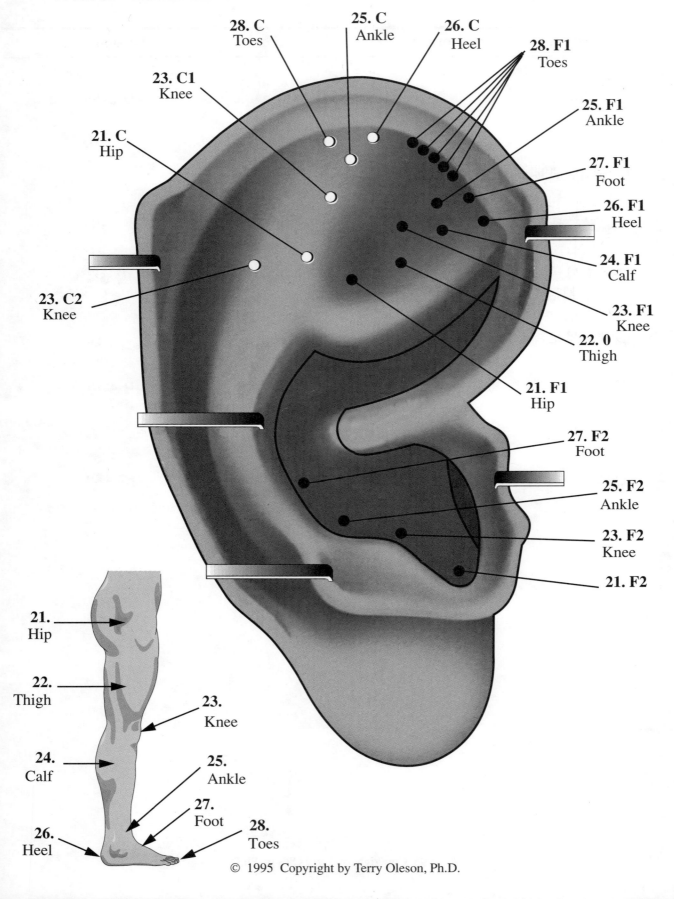

© 1995 Copyright by Terry Oleson, Ph.D.

7.03.6. Lower Limbs

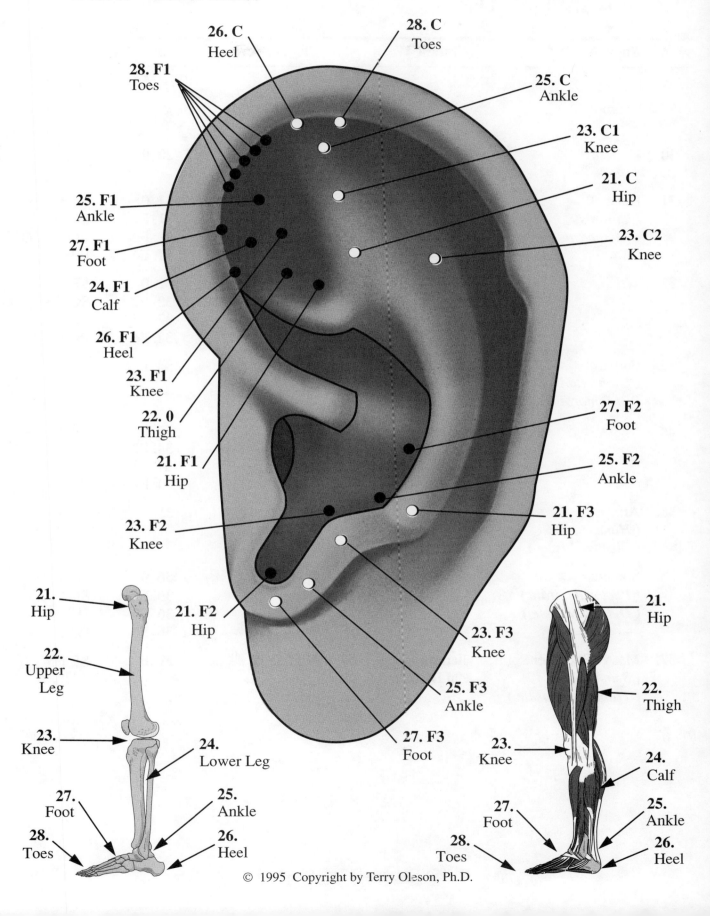

© 1995 Copyright by Terry Oleson, Ph.D.

Auricular Microsystem Points

7.04.1. Upper Limbs

MA	English	Chinese Word	Chinese Script	Auricular Zone
				MA - AZ
29.	Thumb	Mu Zhi	29. 拇指	29. F - AH 16
30.	Fingers	Shou Zhi	30. 手指	30. 0 - SF 6
31.	Hand (*Carpals, Metacarpals*)	Shou	31. 手	31. 0 - SF 6 31. F2 - SC 8 31. F3 - LO 3 - LO 4 31. F4 - PP 9
32.	Wrist	Wan	32. 腕	32. 0 - SF 5.5 32. F2 - SC 7.3 32. F3 - LO 6.4 32. F4 - PP 7
33.	Forearm (*Ulna, Radius*) (*Brachioradialis*)	Xiao Bi	33. 小臂	33. F - SF 4.6
34.	Elbow	Zhou	34. 肘	34. 0 - SF 4.4 34. F2 - SC 6.3 34. F3 - LO 8.4 34. F4 - PP 5
35.	Arm (*Humerus*) (*Biceps Muscle*)	Bi	35. 臂	35. F - SF 3
36.	Shoulder (*Pectoral Girdle*) (*Deltoid Muscle*)	Jian	36. 肩	36. 0 - SF 2 36. F2 - SC 4 36. F3 - HX 15 36. F4 - PP 3
37.	Master Shoulder Point (*Scapula*) (*Trapezius Muscle*)	Jian Bu Kong Zhi Dian	37. 肩部控制點	37. F - SF 1.5

© 1995 Copyright by Terry Oleson, Ph.D.

7.04.2. Upper Limbs

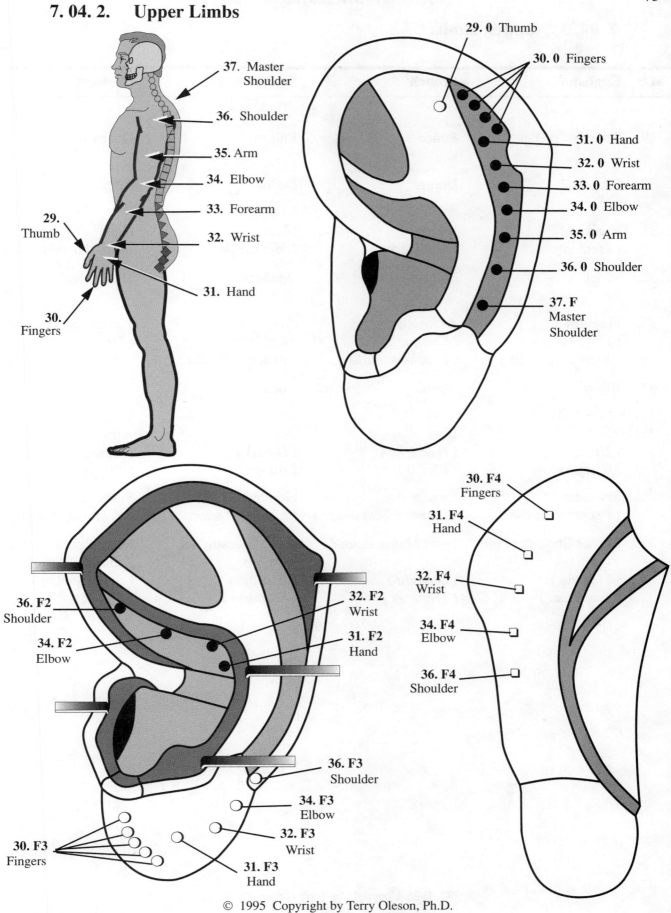

© 1995 Copyright by Terry Oleson, Ph.D.

Auricular Microsystem Points

7.04.3 Upper Limbs

MA	English	French	Spanish	German
29.	Thumb	Pouce	Pulgar	Daumen
30.	Fingers	Doigts	Dedos	Finger
31.	Hand (*Metacarpals*)	Main (*Métacarpe*)	Mano (*Metacarpio*)	Hand (*Mittelhandknochen*)
32.	Wrist	Poignet	Muñeca	Handgelenk
33.	Forearm (*Ulna*) (*Brachioradialis*)	Avant - Bras (*Cubitus*) (*Brachioradialis*)	Antebrazo (*Cubito*) (*Brachioradialis*)	Unterarm (*Ulna*) (*Brachio Radialis*)
34.	Elbow	Coude	Codo	Ellbogen
35.	Arm (*Humerus*) (*Biceps*)	Bras (*Humérus*) (*Biceps*)	Brazo (*Húmero*) (*Bíceps*)	Arm (*Humerus*) (*Bizeps*)
36.	Shoulder (*Pectoral Girdle*)	Épaule (*Ceinture Scapulaire*)	Hombro (*Cintura Pectoral*)	Schulter (*Pektoralgürtel*)
37.	Master Shoulder Point (*Scapula*) (*Trapezius*)	Point Maître Épaule (*Scapula*) (*Trapèzes*)	Punto Maestro del Hombro (*Escápula*) (*Trapecio*)	Meisterpunkt der Schulter (*Schulterblatt*) (*Trapez*)

© 1995 Copyright by Terry Oleson, Ph.D.

Auricular Microsystem Points

VII D. Upper Limbs

MA	Japanese	Korean	Russian	Persian
29.	拇指	엄지손	Большой палец на руке	شست پا
30.	指	손가락	Пальцы руки	انگشت دست
31.	手（中手[骨]）	손	Кисть руки	دست
32.	手首	손목	Запястье	مچ دست
33.	前腕（尺骨、鰓橈骨）	전완 (상완요골근)	Предплечье	ساعد دست
34.	肘	팔꿈치	Локоть	آرنج
35.	腕（上腕骨、二頭筋）	팔 (상완이두근)	Верхняя часть руки	بازو
36.	肩（胸帯、三角筋）	어깨	Плечо	شانه
37.	支配肩（肩甲骨、僧帽筋）	주어깨점	Лопатка	کتف

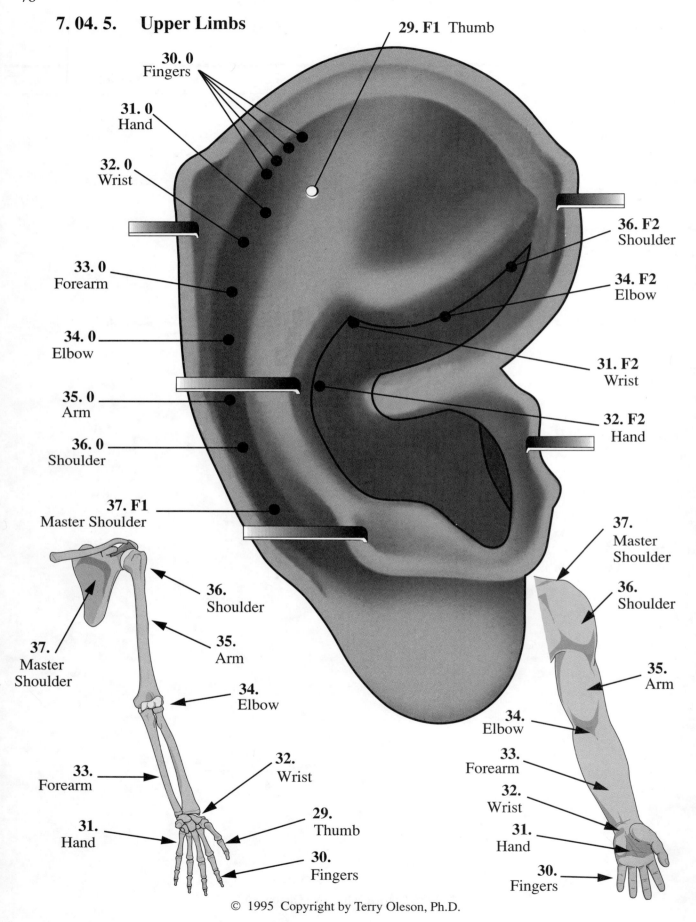

7. 04. 5. Upper Limbs

© 1995 Copyright by Terry Oleson, Ph.D.

7. 04. 6. Upper Limbs

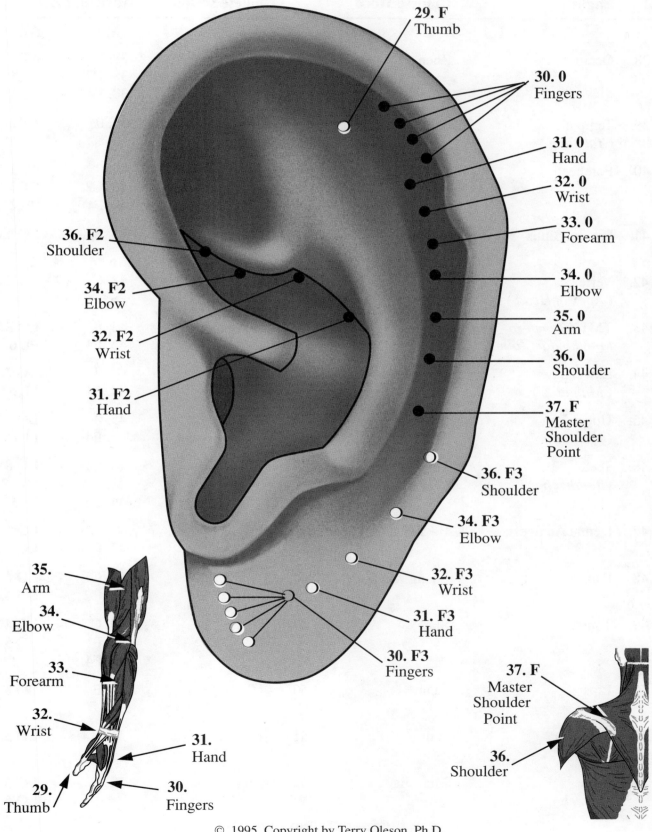

Auricular Microsystem Points

7. 05. 1. Head and Face

MA	English	Chinese Word	Chinese Script	Auricular Zone
				MA − AZ
38.	Occiput	Zhen	38. 枕	38. 0 − AT 3 38. C2 − PT 3 38. F4 − PL 4
39.	Temple (*Tai Yang*)	Nie	39. 顳	39. 0 − AT 2
40.	Forehead	E	40. 額	40. 0 − AT 1 40. C2 − PT 3 40. F4 PL 2
41.	Frontal Sinus	E Dou	41. 額竇	41. F − LO 4.6
42.	Vertex (*Apex of Head*)	Ding	42. 頂	42. C − LO 6.5
43.	TMJ (*Temporo-Mandibular Joint*)	Nie Xia	43. 顳下頜關節	43. F − LO 8.8 43. F4 − PL 6
44.	Lower Jaw (*Mandible*)	Xia He	44. 下頜	44. 0 − LO 7 44. F4 − PL 6
45.	Upper Jaw (*Maxilla*)	Shang He	45. 上頜	45. 0 − LO 6.7 45. F4 − PL 6
46.	Teeth (*Toothache*)	Ya (*Ho Ya*)	46. 牙	46. C1 − LO 8.4 46. C2 − CW 3 46. C3 − IC 5
47.	Dental Analgesia	Ba Ya Ma Zui Dian	47. 拔牙麻醉點	47. C1 − LO 2.5 47. C2 − LO 1.3
48.	Palate	Shang Xia E	48. 上、下顎	48. C1 − LO 4.6 48. C2 − LO 4.4
49.	Tongue	She	49. 舌	49. C − LO 4.5 49. F1 − LO 5.6 49. F4 − PL 5
50.	Lips	Chun	50. 唇	50. F − LO 3.7
51.	Chin	Hai	51. 頦	51. F − LO 5.4
52.	Face (*Cheek*)	Mian Jia	52. 面頰	52. C − LO 3, LO 5

© 1995 Copyright by Terry Oleson, Ph.D.

7. 05. 2. Head and Face

81

40. Forehead
42. Vertex
52. Face
50. Lips
51. Chin

41. Frontal Sinus
39. Temple
38. Occiput
45. Upper Jaw
46. Teeth
43. TMJ
44. Lower Jaw

39. 0 Temple
38. 0 Occiput
43. F TMJ
40. 0 Forehead
44. 0 Lower Jaw
45. 0 Upper Jaw
41. F Frontal Sinus
51. F Chin
50. F Lips
42. C Vertex
52. C Face

46. C3 Toothache
46. C2 Toothache
48. C1 Palate
47. C1 Dental Analgesia
47. C2 Dental Analgesia
46. C1 Teeth
49. F1 Tongue
48. C2 Palate
49. C Tongue

40. C2 Forehead
38. C2 Occiput
38. F4 Occiput
43. F4 TMJ
39. F4 Temple
44. F4 Lower Jaw
40. F4 Forehead
45. F4 Upper Jaw
49. F4 Tongue

© 1995 Copyright by Terry Oleson, Ph.D.

7.05.03 Head and Face

MA	English	French	Spanish	German
38.	Occiput	Occiput	Occipucio	Occiput (*Hinterkopf*)
39.	Temple (*Tai Yang*)	Tempe	Sien	Tempus (*Schläfe*)
40.	Forehead	Front	Frente	Stirn
41.	Frontal Sinus	Sinus Frontaux	Seno Frontal	Stirnhöhle
42.	Vertex (*Apex of Head*)	Vertex (*Sommet de Tête*)	Vértice (*Apice de la Cabeza*)	Vertex (*Apex des Kopfes*)
43.	Temporo-Mandibular Joint (*TMJ*)	Articulation Temporo-Mandibuaire	Articulación Temporo-Mandibular	Articulatio Temporo mandibularis (*Unterkiefergelenk*)
44.	Lower Jaw (*Mandible*)	Mâchoire Inférieure (*Mandibulaire*)	Mandíbula Inferior (*Mandíbula*)	Unterkieferknochen (*Mandibula*)
45.	Upper Jaw (*Maxilla*)	Mâchoire Supérieure (*Maxillaire*)	Mandíbula Superior (*Maxilar*)	Oberkieferknochen (*Maxilla*)
46.	Teeth (*Toothache*)	Dents (*Mal de Dents*)	Dientes (*Dolor de Muelas*)	Zähne (*Zahnschmerzen*)
47.	Dental Analgesia	Analgésie Dentaire	Analgesia Dental	Zahnanalgesie
48.	Palate	Palais	Paladar	Palatum (*Gaumen*)
49.	Tongue	Langue	Lengua	Zunge
50.	Lips	Lèvres	Labios	Lippen
51.	Chin	Menton	Barbilla	Kinn
52.	Face (*Cheek*)	Visage (*Joue*)	Rostro (*Mejilla*)	Gesicht (*Wange*)

© 1995 Copyright by Terry Oleson, Ph.D.

Auricular Microsystem Points

7. 05. 4. Head and Face

MA	Japanese	Korean	Russian	Persian
38.	後頭	후 두 골	Затылок	پس سر
39.	側頭またはこめかみ（陽点）	측 두 (태양)	Висок	گیجگاه
40.	前頭または額	전 두	Лоб	پیشانی
41.	前頭洞または前頭副鼻孔	전 두 동	Лобная пазуха	حفره سینوس جوئی
42.	頭頂（頭の頂き）	두 정	Макушка головы	نوک سر
43.	側頭下顎間関節	악 관 절	Сустав нижней челюсти	تی. ام. جی (T.M.J)
44.	下顎（下顎骨）	하 악	Нижняя челюсть	فک پائینی
45.	上顎（上顎骨）	상 악	Верхняя челюсть	فک بالائی
46.	歯（歯痛）	치 아 (치통점)	Зубы	دندان
47.	歯痛覚欠如	치아진통점	Обезболивание зубов	بیهوشی برای دندان
48.	口蓋	구 개	Небо	سقف دهان
49.	舌	혀	Язык	زبان
50.	唇	입 술	Губы	لب ها
51.	顎またはおとがい	턱	Подбородок	گونه
52.	顔（頬）	안 면 (볼)	Лицо	صورت

© 1995 Copyright by Terry Oleson, Ph.D.

7.05.5. Head and Face

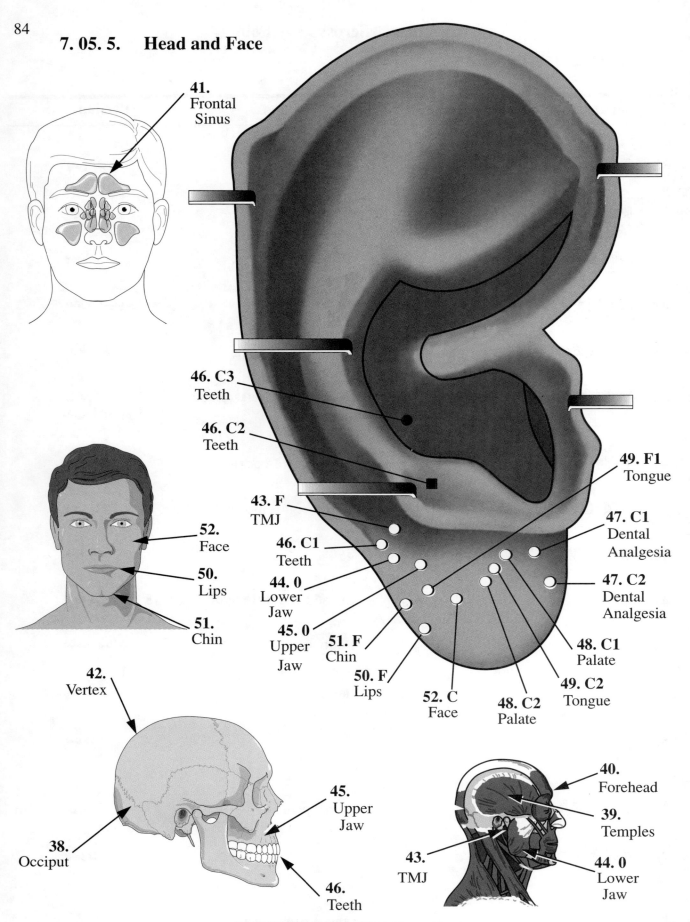

© 1995 Copyright by Terry Oleson, Ph.D.

7. 05. 6. Head and Face

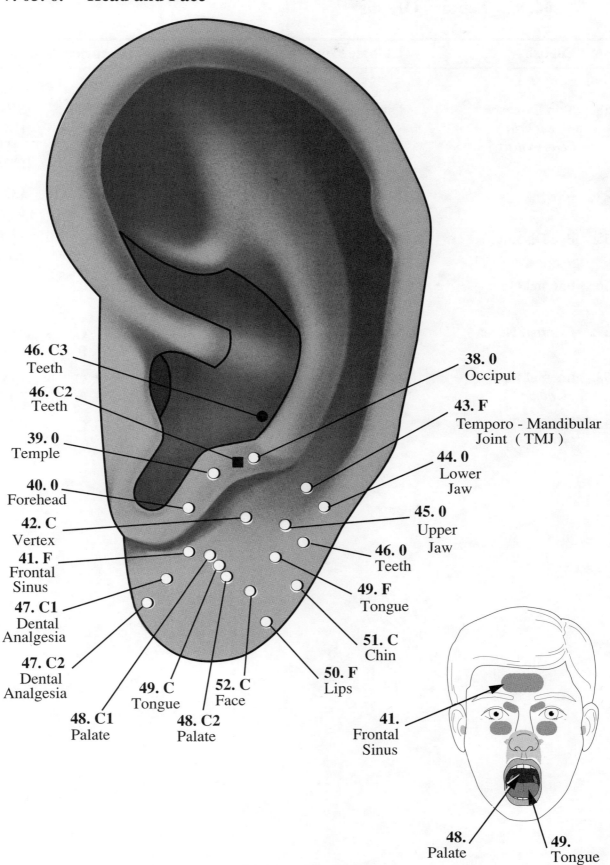

© 1995 Copyright by Terry Oleson, Ph.D.

7. 06. 01. Sensory Organs

MA	English	Chinese Word	Chinese Script	Auricular Zone		
				MA	-	AZ
53.	Skin Disease (*Urticaria*) (*Dermatitis*)	Qian Ma Zhen	53. 蕁麻疹	53. C 53. F1 53. F2	- - -	SF 6.4 HX 12 - HX 15 ST 4
54.	Eye	Yan	54. 眼	54. 0 54. C2	- -	LO 4.5 IC 6.8
55.	Eye Disorder	Mu	55. 目	55. C1 55. C2	- -	IT 1.2 AT 1.2
56.	Internal Nose	Nei Bi	56. 内鼻	56. C	-	ST 3.5
57.	External Nose	Wai Bi	57. 外鼻	57. C 57. F	- -	TG 3.3 LO 1.2
58.	Internal Ear (*Cochlea*)	Nei Er	58. 内耳	58. C 58. F	- -	LO 5.5 ST 3
59.	External Ear (*Auricle*)	Wai Er	59. 外耳	59. C	-	TG 5.5

© 1995 Copyright by Terry Oleson, Ph.D.

7. 06. 2. Sensory Organs

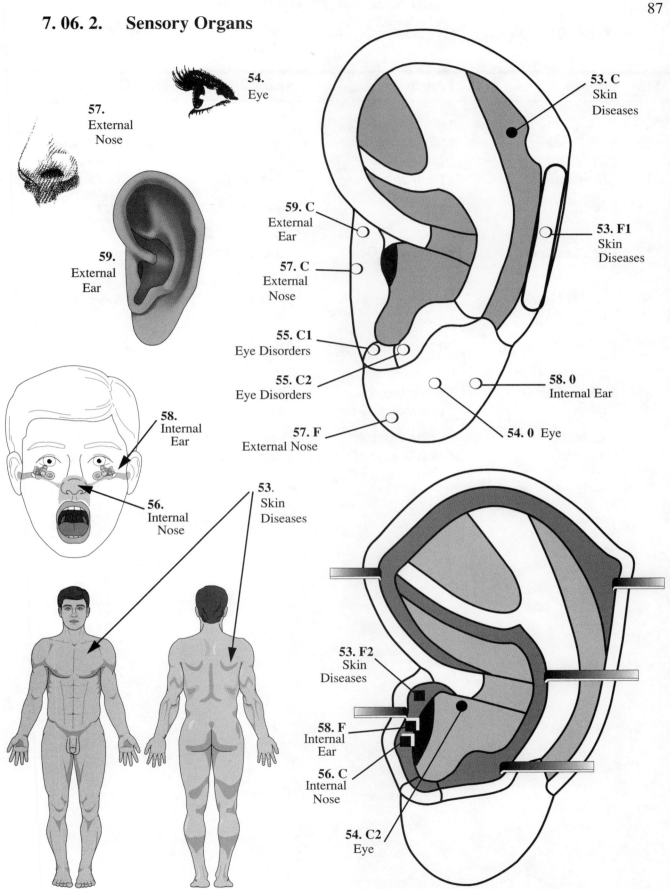

© 1995 Copyright by Terry Oleson, Ph.D.

7. 06. 03 Sensory Organs

MA	English	French	Spanish	German
53.	Skin Diseases (*Urticaria*) (*Dermatitis*)	Maladies de Peau (*Urticaire*) (*Dermatite*)	Enfermedads de la Piel (*Urticaria*) (*Dermatitis*)	Hautleiden (*Urtikaria*) (*Dermatitis*)
54.	Eye	Oeil	Ojo	Auge
55.	Eye Disorders	Maladies d'Oeil	Enfermedads Oculares	Augen Leiden
56.	Internal Nose	Nez Interne	Nariz Interna	Innere Nase
57.	External Nose	Nez Externe	Nariz Externa	Äußere Nase
58.	Internal Ear (*Cochlea*)	Oreille Interne (*Limaçon Osseux*)	Óido (*Cóclea*)	Innenohr (*Cochlea*)
59.	External Ear (*Auricle*)	Oreille Externe (*Pavillon de l'Oreille*)	Oreja (*Aurícula*)	Äußeres Ohr (*Auricula*)

Auricular Microsystem Points

7. 06. 4. Sensory Organs

MA	Japanese	Korean	Russian	Persian
53.	皮膚の状態 （蕁麻疹、皮膚炎）	피부점 (피부염)	Состояние кожи	ناراحتی پوستی
54.	眼	눈	Глаз	چشم
55.	眼の状態	안 질 점	Состояние глаз	شرایط چشمی
56.	鼻内部	내 비	Нос изнутри	دماغ بینی
57.	鼻外部	외 비	Нос снаружи	خارج بینی
58.	内耳（蝸牛管）	내 이	Ухо снаружи	گوش داخلی
59.	外耳（耳介）	외 이	Ухо изнутри	گوش خارجی

© 1995 Copyright by Terry Oleson, Ph.D.

7.06.5. Sensory Organs

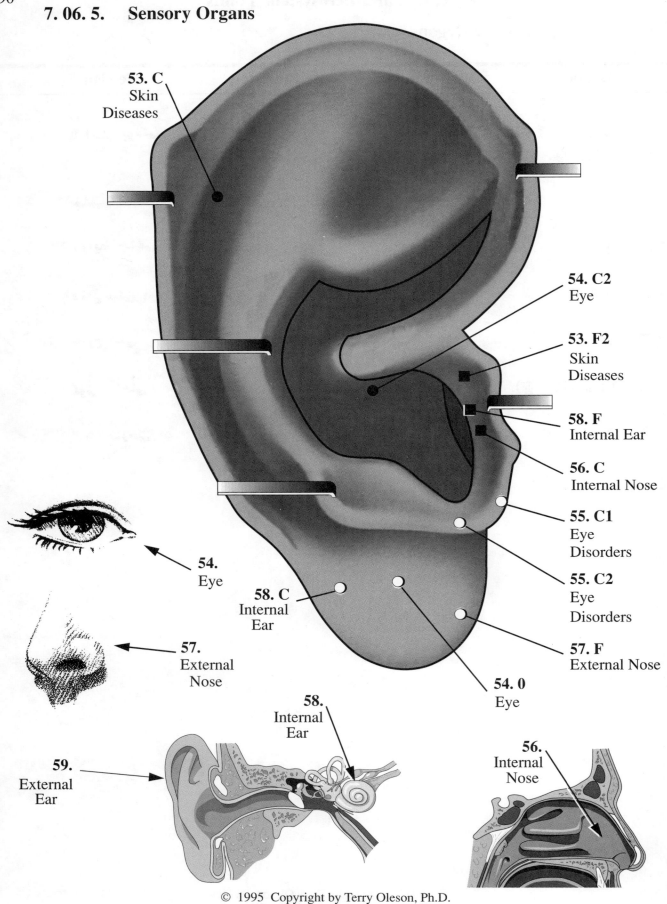

© 1995 Copyright by Terry Oleson, Ph.D.

7.06.6. Sensory Organs

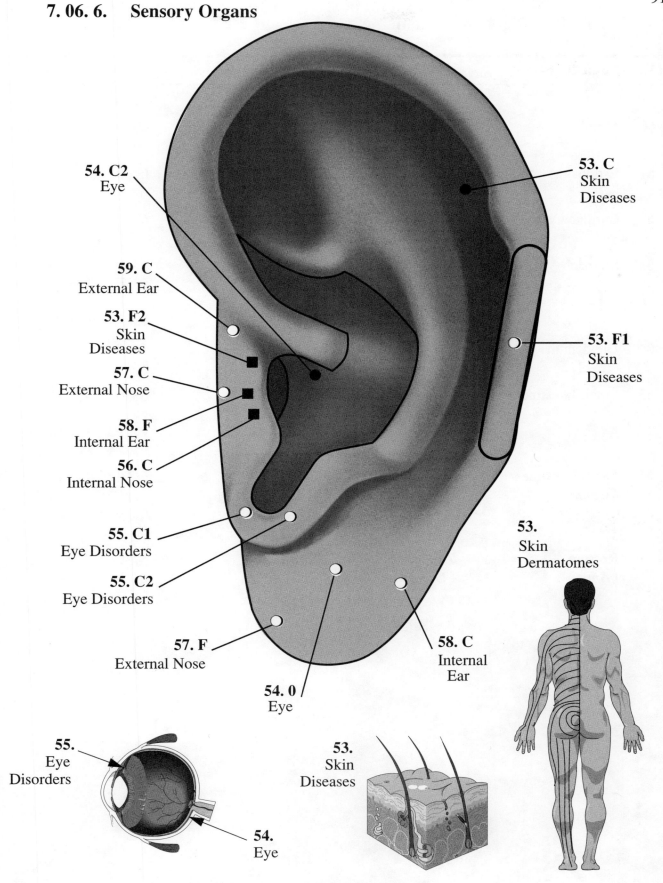

7.07.1. Digestive System

MA	English	Chinese Word	Chinese Script	Auricular Zone	
				MA	AZ
60.	Mouth	Kou	60. 口	60. 0 60. F4	IC 6.5 PC 2
61.	Esophagus	Shi Dao	61. 食道	61. 0	IC 7
62.	Cardiac Orifice	Ben Men	62. 賁門	62. 0	IC 7.8
63.	Stomach	Wei	63. 胃	63. 0 63. F2 63. F3 63. F4	CR 1 LO 5 HX 2 PC 2
64.	Duodenum	Shi Er Zhi Chang	64. 十二指腸	64. 0	SC 1
65.	Small Intestines	Xiao Chang	65. 小腸	65. 0 65. F2 65. F3 65. F4	SC 2 LO 2, LO 4 HX 3 - HX 9 PC 3
66.	Large Intestines (*Colon*)	Da Chang	66. 大腸	66. 0 66. F2 66. F3 66. F4	SC 3, SC 4 AT 1 - AT 3 HX10 - HX14 PC 4
67.	Rectum (*Anus*)	Zhi Chang (*Gang Men*)	67. 直腸 (肛門)	67. C 67. F	HX 2.6 IH 3

© 1995 Copyright by Terry Oleson, Ph.D.

7.07.2. Digestive System

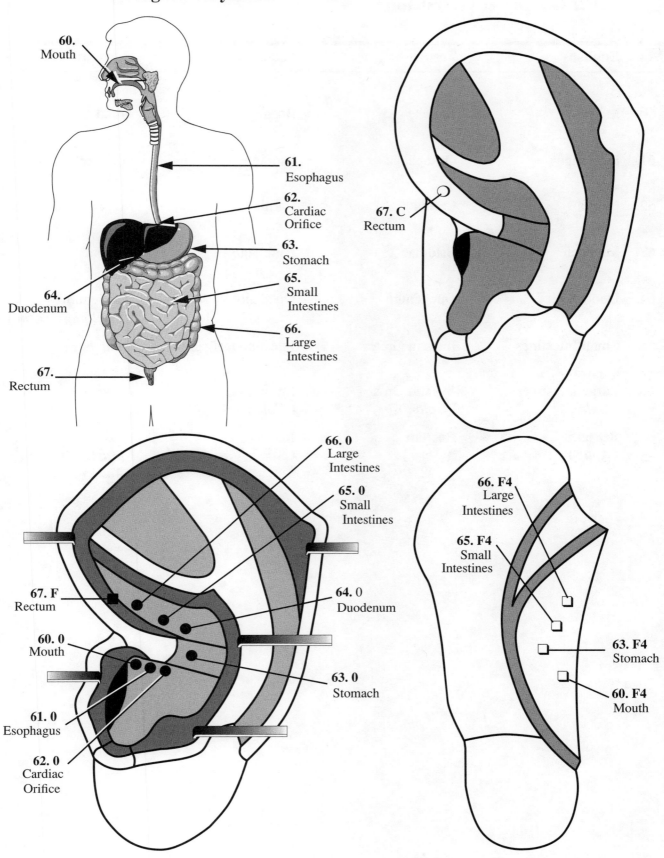

7.07.3. Digestive System

MA	English	French	Spanish	German
60.	Mouth	Bouche	Boca	Mund
61.	Esophagus	Oesophage	Esófago	Speiseröhre
62.	Cardia	Cardia	Cardias	Mageneingang
63.	Stomach	Estomac	Estómago	Magen
64.	Duodenum	Duodénum	Duodeno	Duodenum (*Zwölffingerdarm*)
65.	Small Intestines	Intestin Grêle	Intestino Delgado	Dünndarm
66.	Large Intestines (*Colon*)	Intestin Gros (*Colon*)	Intestino Grueso (*Colón*)	Dickdarm
67.	Rectum (*Anus*)	Rectum (*Anus*)	Recto (*Ano*)	Rektum (*Mastdarm*) (*Anus*)

© 1995 Copyright by Terry Oleson, Ph.D.

Auricular Microsystem Points
7. 07. 4. Digestive System

MA	Japanese	Korean	Russian	Persian
60.	口	입	Рот	دهان
61.	食道	식 도	Пищевод	مری
62.	賁門	분 문	Кардиальное отверстие	دهانه معده
63.	胃	위	Желудок	معده - شکم
64.	十二指腸	십이지장	Двенадцатиперстная кишка	اثنی عشر
65.	小腸	소 장	Тонкий кишечник	روده کوچک
66.	大腸	대 장	Толстый кишечник	روده بزرگ
67.	直腸 (肛門)	직 장 (항문)	Прямая кишка	راست روده

© 1995 Copyright by Terry Oleson, Ph.D.

7.07.5. Digestive System

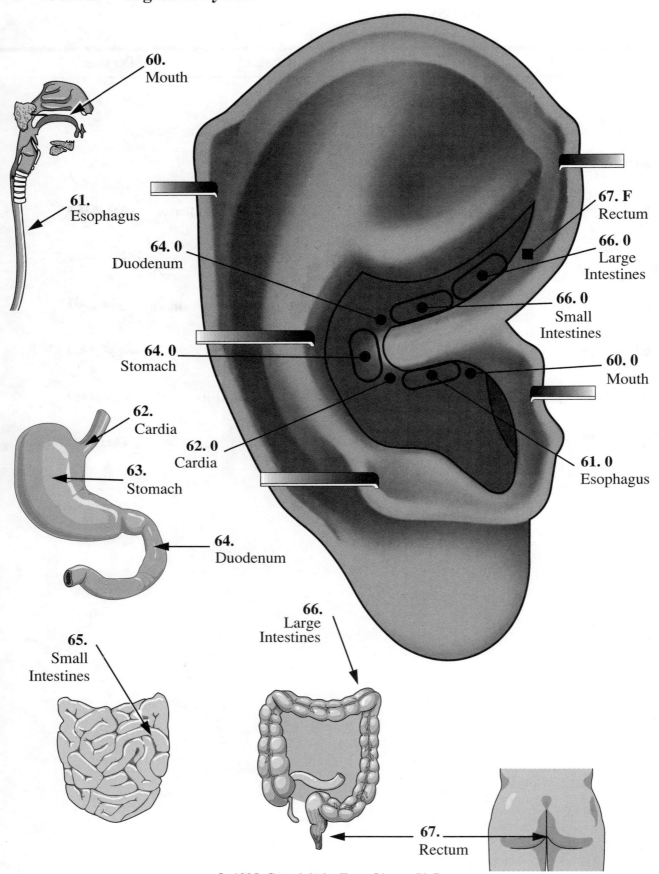

© 1995 Copyright by Terry Oleson, Ph.D.

7.07.6. Digestive System

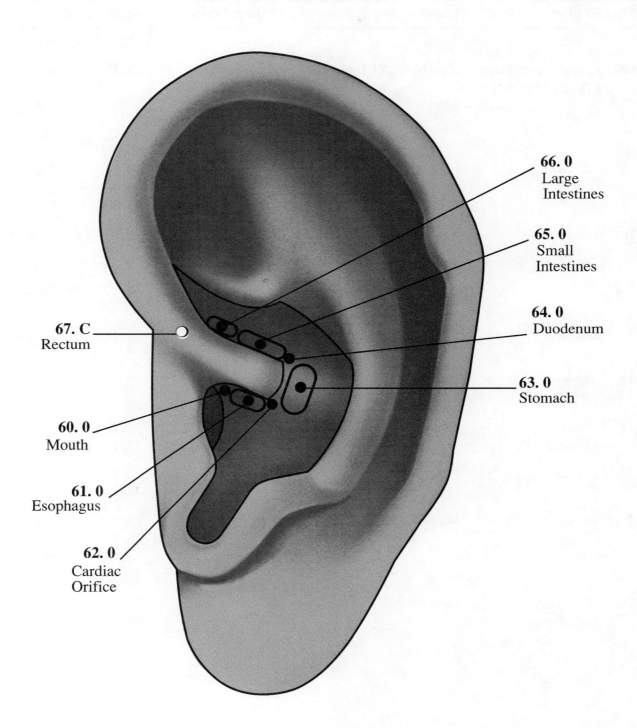

7.08.1. Thoracic Organs

MA	English	Chinese Word	Chinese Script	Auricular Zone MA - AZ
68.	Circulatory System (*Blood Vessels*)	Xun Huan Xi Tong	68. 循環系統	68. F - CW 4 - CW 8
69.	Heart	Xin	69. 心	69. C1 - IC 4.5 69. C2 - TG 5.7 69. F1 - AH 3.5 69. F2 - SC 7 69. F3 - LO 6 69. F4 - PP 5
70.	Lung	Fei	70. 肺	70. 01 - IC 4, IC 7 70. 02 - IC 2 70. F2 - LO 8 70. F3 - SF 2 - SF 3 70. F4 - PC 2
71.	Bronchi	Zhi Qi Guan	71. 支氣管	71. C - IC 3.9
72.	Trachea (*Windpipe*)	Qi Guan	72. 氣管	72. 0 - IC 3.5
73.	Throat (*Pharynx*)	Yan	73. 咽	73. C - ST 4 73. F - IC 6
74.	Larynx	Hou	74. 喉	74. C - ST 4 74. F - IC 6
75.	Tonsil	Bian Tao Xian	75. 扁桃腺	75. C1 - HX 9.2 75. C2 - HX 14.6 75. C3 - HX 15.4 75. C4 - LO 3.1
76.	Diaphragm (*Hiccups*)	Ge	76. 膈	76. C - HX 2.4 76. F - IC 8

© 1995 Copyright by Terry Oleson, Ph.D.

7. 08. 2. Thoracic Organs

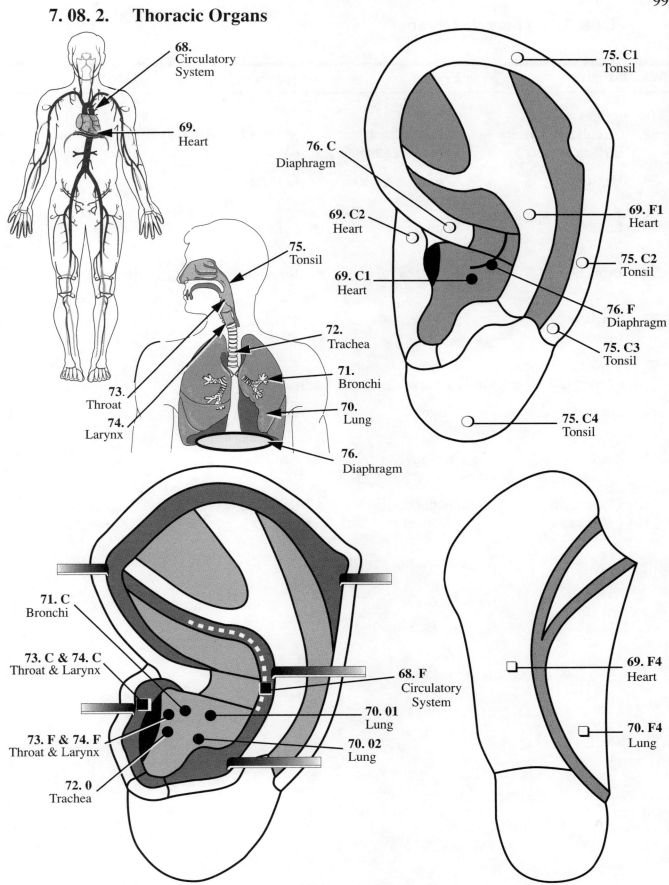

© 1995 Copyright by Terry Oleson, Ph.D.

7. 08. 3. Thoracic Organs

MA	English	French	Spanish	German
68.	Circulatory System (*Blood Vessels*)	System Circulaire (*Vaisseau Sanguin*)	Sistema Circulatorio (*Vaso Sanguíneo*)	Blutkreislauf (*Blutgefäße*)
69.	Heart	Coeur	Corazón	Herz
70.	Lung	Poumon	Pulmón	Lunge
71.	Bronchi	Bronches	Brónquios	Bronchien
72.	Trachea (*Windpipe*)	Trachée	Tráquea	Trachea (*Luftröhre*)
73.	Throat (*Pharynx*)	Gorge (*Pharynx*)	Garganta (*Faringe*)	Rachen (*Pharynx*)
74.	Larynx	Larynx	Laringe	Larynx (*Kehlkopf*)
75.	Tonsil	Amygdale	Amígdulas	Tonsille (*Mandel*)
76.	Diaphragm (*Hiccups*)	Diaphorèse (*Hoquet*)	Diaframa (*Hipos*)	Diaphragma (*Zwerchfell*) (*Schluckauf*)

© 1995 Copyright by Terry Oleson, Ph.D.

7.08.4. Thoracic Organs

MA	Japanese	Korean	Russian	Persian
68.	循環器系（血管）	순환계 (혈관)	Кровеносная система	مقعد
69.	心臓	심 장	Сердце	قلب
70.	肺	폐	Легкое	ریه
71.	気管支	기관지	Бронхи	نایژه
72.	気管	기 관	Трахея	نای
73.	のど（咽頭）	인 후	Горло	گلو
74.	喉頭	후 두	Гортань	حلق
75.	扁桃腺	편도선	Миндалина	لوزه
76.	横隔膜 （しゃっくり）	횡격막	Диафрагма	پرده دور قلب

7. 08. 5. Thoracic Organs

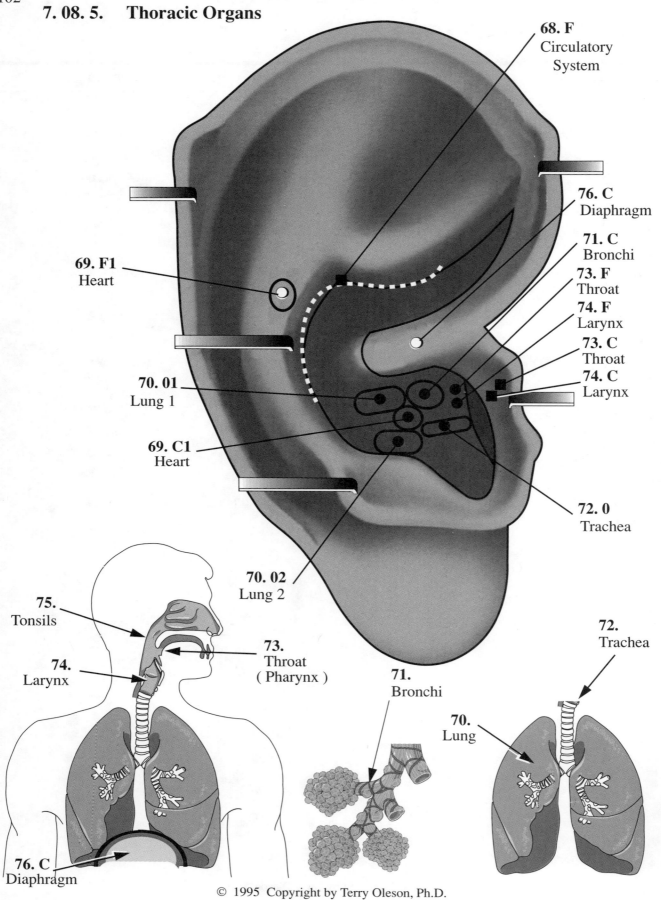

© 1995 Copyright by Terry Oleson, Ph.D.

7. 08. 6. Thoracic Organs

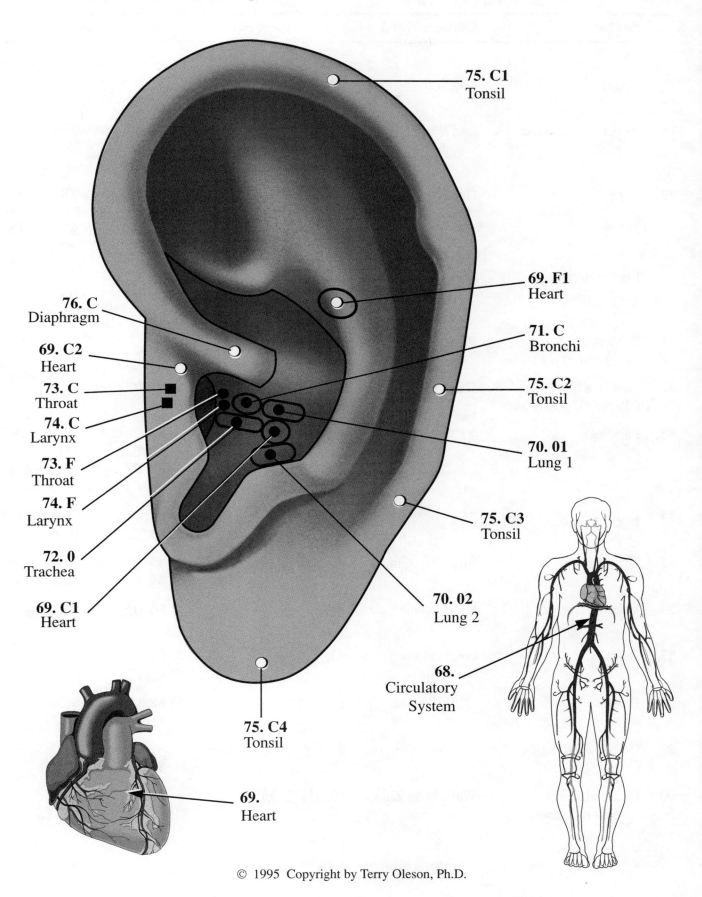

© 1995 Copyright by Terry Oleson, Ph.D.

7.09.1. Abdominal Organs

MA	English	Chinese Word	Chinese Script	Auricular Zone MA - AZ
77.	Appendix	Lan Wei	77. 蘭尾	77. 0 - SC 2
78.	Appendix Disease	Lan Wei Yang	78. 蘭尾炎	78. C1 - SF 6.6 78. C2 - SF 3.4 78. C3 - SF 1.1
79.	Liver	Gan	79. 肝	79. 0 - CR 2 / CW 5 79. F2 - LO 7 79. F3 - SF 4 - SF 5 79. F4 - PC 2
80.	Liver Disease (*Liver Yang*)	Gan Yang	80. 肝炎	80. C1 - HX 10.4 80. C2 - HX 12.6
81.	Spleen (*Left Ear Only*)	Pi	81. 脾	81. C - IC 8 81. F - SC 8
82.	Gall Bladder (*Right Ear Only*)	Dan	82. 膽	82. 0 - SC 8
83.	Pancreas	Yi	83. 胰	83. 0 - SC 7 / CW 7 83. F2 - LO 1 83. F3 - AH 5 - AH 7 83. F4 - PC 3
84.	Kidney	Shen	84. 腎	84. C - SC 6 / CW 8 84. F - IH 5
85.	Ureter	Shu Niao Guan	85. 輸尿管	85. C - SC 6 85. F - IH 4
86.	Urinary Bladder	Pang Guang	86. 膀胱	86. 0 - SC 5
87.	Urethra	Niao Dao	87. 尿道	87. C - HX 3 87. F - IH 3
88.	Prostate	Qian Lie Xian	88. 前列腺	88. C - SC 4 88. F - IH 3
89.	Uterus and Vagina	Zi Gong Yen Dao	89. 子宮和陰道	89. C - TF 5.5 89. F - IH 2
90.	External Genitals (*Penis or Clitoris*)	Wai Sheng Zhi Qi	90. 外生殖器	90. C - HX 4.5 90. F - HX 1.1

© 1995 Copyright by Terry Oleson, Ph.D.

7. 09. 2. Abdominal Organs

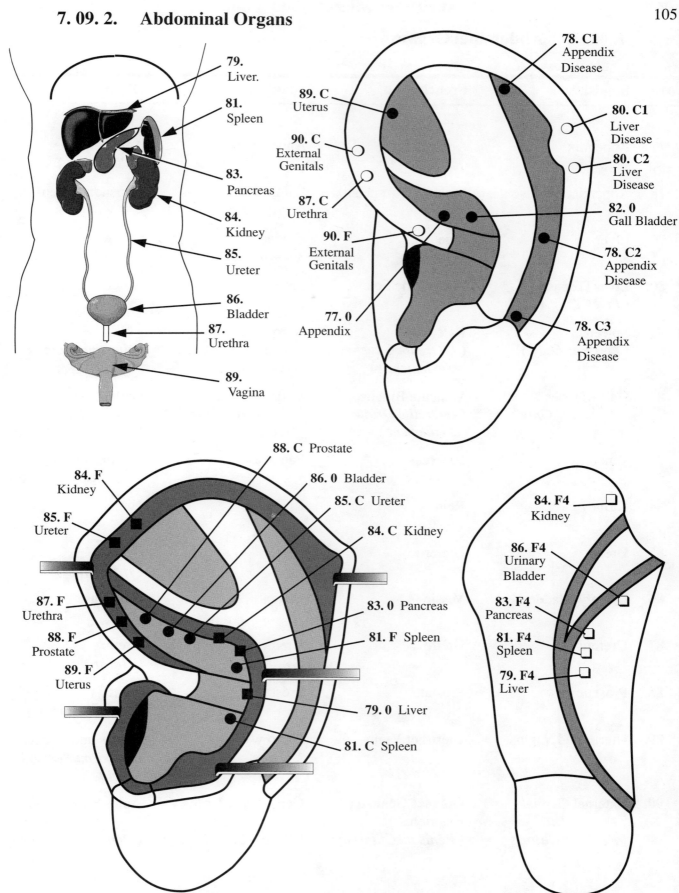

© 1995 Copyright by Terry Oleson, Ph.D.

7. 09. 3. Abdominal Organs

MA	English	French	Spanish	German
77.	Appendix	Appendix	Appéndices	Appendix (*Blinddarm*)
78.	Appendix Disease	Maladie d'Appendix	Enfermedad del Apéndice	Appendixleiden
79.	Liver	Foie	Hígado	Leber
80.	Liver Disease (*Liver Yang*)	Maladie de Foie	Enfermedad del Hígado	Leberleiden
81.	Spleen (*Left Ear Only*)	Rate (*L'Oreille Gauche Seulement*)	Bazo (*Solamente la Oreja Izquierda*)	Milz (*Nur linkes Ohr*)
82.	Gall Bladder (*Right Ear Only*)	Vésicule Biliaire (*L'Oreille Droite Seulement*)	Vesícula Biliar (*Solamente la Oreja Derecha*)	Gallenblase (*Nur rechtes Ohr*)
83.	Pancreas	Pancréas	Páncreas	Pankreas (*Bauchspeicheldrüse*)
84.	Kidney	Rein	Riñón	Niere
85.	Ureter	Uretère	Uréter	Ureter (*Harnleiter*)
86.	Urinary Bladder	Vessie	Vejiga	Harnblase
87.	Urethra	Urètre	Uretra	Urethra (*Harnröhre*)
88.	Prostate	Prostate	Próstata	Prostata (*Vorsteherdrüse*)
89.	Uterus and Vagina	Utérus et Vagin	Útero y Vagina	Uterus und Vagina (*Gebärmutter und Scheide*)
90.	External Genitals (*Penis or Clitoris*)	Organes Génitaux Éxterieres (*Pénis ou Clitoris*)	Genitales Externos (*Pene o Clitoris*)	Äußere Genitalien (*Penis oder Klitoris*)

© 1995 Copyright by Terry Oleson, Ph.D.

7.09.4. Abdominal Organs

MA	Japanese	Korean	Russian	Persian
77.	虫垂	충수돌기	Аппендикс	آپاندیس
78.	虫垂の状態	맹장염점	Состояние аппендикса	شرایط آپاندیسی
79.	肝臓	간	Печень	کبد
80.	肝臓の状態	간 양 점	Состояние печени	شرایط کبدی
81.	脾臓（左耳のみ）	비 장 (왼쪽 귀만)	Селезенка	طحال
82.	胆嚢（右耳のみ）	담 랑 (오른쪽 귀만)	Желчный пузырь	کیسه صفرا
83.	膵臓	췌 장	Поджелудочная железа	لوزالمعده
84.	腎臓	신 장	Почка	کلیه
85.	尿管	수뇨관	Мочеточник	مجرای داخلی ادرار
86.	膀胱	방 광	Мочевой пузырь	شانه
87.	尿道	요 도	Мочеиспускательный канал	مجرای خارجی ادرار
88.	前立腺	전 립 선	Предстательная железа	رحم و مهبل
89.	子宮と膣	자궁, 질	Матка и влагалище	پرستات
90.	外生殖器 （陰茎または陰核）	외생식기 (음경 또는 음핵)	Наружные половые органы	آلت تناسلی مرد - چوچوله

© 1995 Copyright by Terry Oleson, Ph.D.

108

7. 09. 5. Abdominal Organs

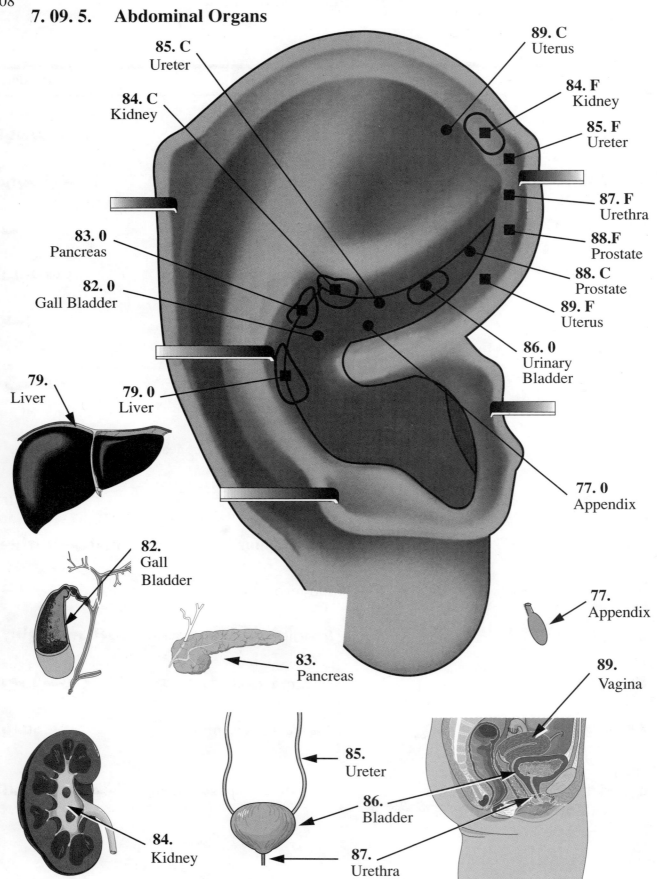

7.09.6. Abdominal Organs

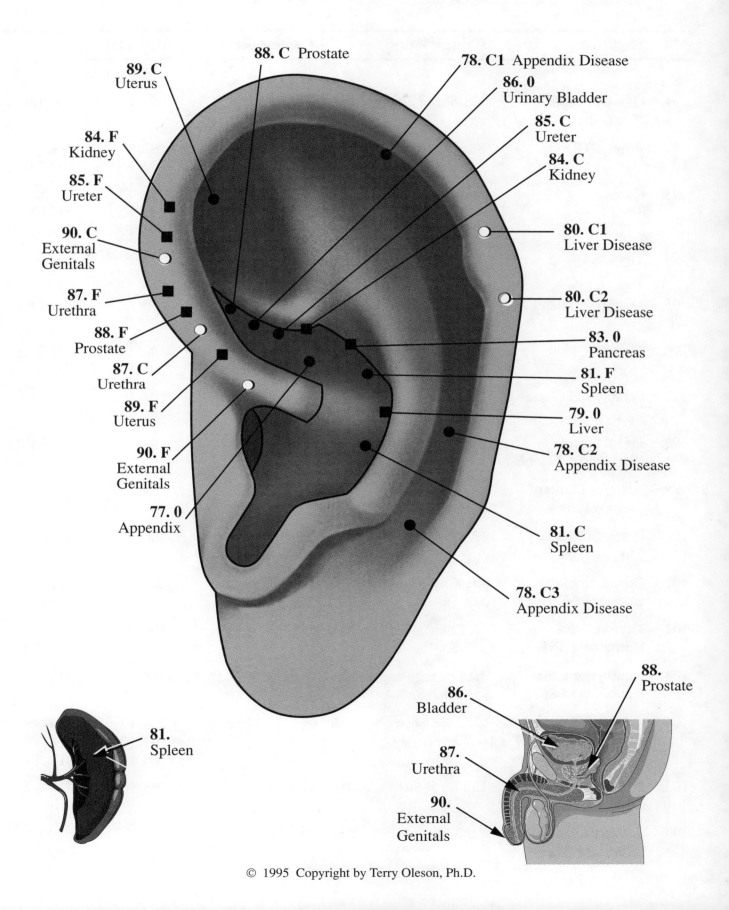

© 1995 Copyright by Terry Oleson, Ph.D.

7.10.1. Endocrine Glands

MA	English	Chinese Word		Chinese Script	Auricular Zone		
					MA	-	AZ
91.	Ovary or Testis (*Sex Glands, Gonads*)	Nei Sheng Zhi Qi	91.	内生殖器	91. C 91. F	- -	CW 1.4 IH 1
92.	Adrenal Gland	Shen Shang Xian	92.	腎上腺	92. C 92. F	- -	TG 3.7 CW 7
93.	Cortisol	Ke Di Song	93.	可的松	93. F1 93. F2 93. F3	- - -	TG 2 AH 10 SC 6
94.	Thymus Gland	Xiong Xian	94.	胸腺	94. F	-	CW 6
95.	Mammary Gland	Ru Xian	95.	乳腺	95. C 95. F	- -	AH 10 CW 6
96.	Thyroid Gland	Jia Zhuang Xian	96.	甲狀腺	96. C 96. F	- -	AH 8 CW 5
97.	Parathyroid Gland	Jia Zhuang Pang Xian	97.	甲狀膀腺	97. F	-	CW 4
98.	Pineal Gland (*Epiphysis, Point E*)	Song Guo Ti	98.	松果体	98. F	-	TG 1.1
99.	Anterior Pituitary (*Hypophysis*)	Qian Nao Chui Ti	99.	前腦垂体	99. 0	-	IC 1
100.	Posterior Pituitary (*Neuro-Hypophsis*)	Hou Nao Chui Ti	100.	后腦垂体	100. F	-	IC 3
101.	Gonadotrophin Hormone (*FSH, LH*)	Cu Xing Xian Ji Su	101.	促性腺激素	101. F	-	CW 1.4
102.	Thyrotrophin Hormone (*TSH*)	Jia Zhuang Xian Ji Su	102.	甲狀腺激素	102. F	-	IT 2.7
103.	Parathyrotrophin Hormone (*PSH*)	Jia Zhuang Pang Xian Ji Su	103.	甲狀旁骰腺激素	103. F	-	IT 2.1
104.	Adrenocorticotrophin Hormone (*ACTH*)	Cu Shen Shang Xian Ji Su	104.	促腎上腺激素	104. F1 104. F2 104. F3	- - -	SF 6 LO 7 ST 1.1
105.	Prolactin (*LTH*)	Cui Ru Ji Su	105.	摧乳激素	105. F	-	IC 1
106.	Salivary Gland (*Parotoid Gland*)	Sai Xian	106.	腮腺	106. C 106. F	- -	CW 2 LO 7

© 1995 Copyright by Terry Oleson, Ph.D.

7.10.2. Endocrine Glands

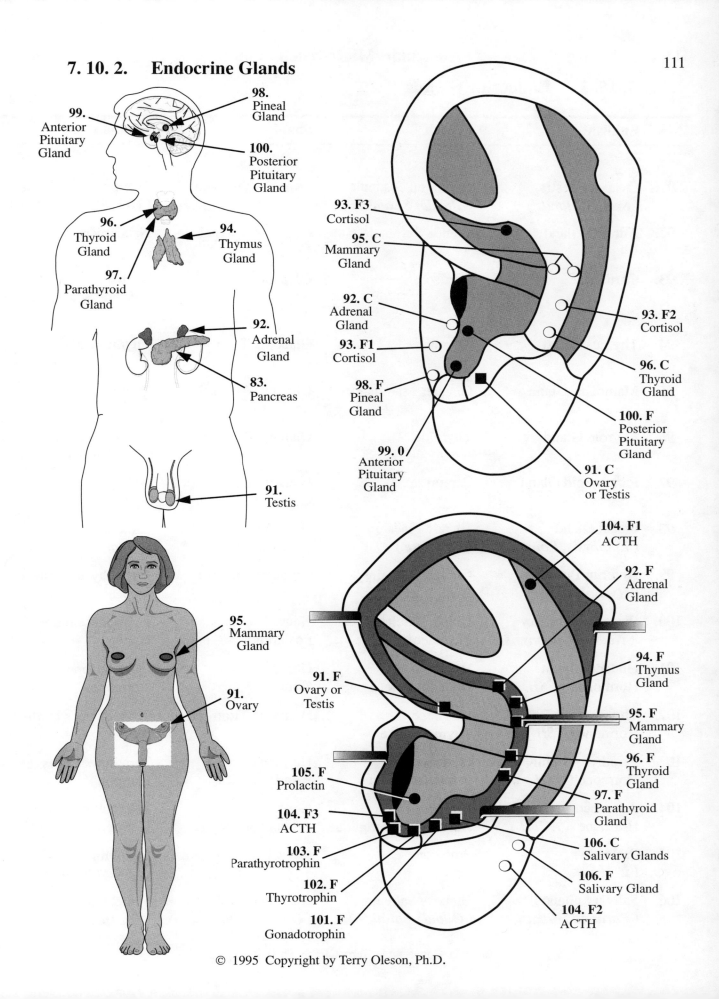

© 1995 Copyright by Terry Oleson, Ph.D.

7.10.3. Endocrine Glands

MA	English	French	Spanish	German
91.	Ovary or Testis (*Sexual Glands*)	Ovaire ou Testicule (*Glandes Sexuelles*)	Ovario o Testículos (*Glándulas Sexuales*)	Ovarium oder Testis (*Geschlechtsdrüsen*)
92.	Adrenal Gland	Glande Surrénale	Glándula Adrenal	Nebenniere
93.	Cortisol	Cortisol	Cortisol	Kortisol (*Nebennierenrindenhormon*)
94.	Thymus Gland	Thymus	Glándula Timo	Thymusdrüse
95.	Mammary Gland	Glandes Mammaires	Glándula Mamaria	Brustdrüse
96.	Thyroid Gland	Thyroïde	Glándula Tiroides	Thyreoidea (*Schilddrüse*)
97.	Parathyroid Gland	Parathyroïde	Glándula Paratiroides	Nebenschilddrüse
98.	Pineal Gland (*Epiphysis, Point E*)	Glande Pinéale (*Épiphyse*)	Glándula Pineal (*Epifísico*)	Zirbeldrüse (*Epiphyse*)
99.	Anterior Pituitary (*Hypophysis*)	Glande Pituitaire Antérieure	Hipófisis Anterior	Hypophysenvorderlappen
100.	Posterior Pituitary (*Neuro-Hypophysis*)	Glande Pituitaire Postérieure	Neuro Hipófisis Posterior	Hypophysenhinterlappen
101.	Gonadotrophin Hormones (*FSH, LH*)	Hormone Gonadotropiques	Hormona Gonadotrópica	Gonadotrope Hormone
102.	Thyrotrophin Hormone (*TSH*)	Hormone Thyrotropique	Hormona Tirotrópica	Thyreotropes Hormon
103.	Parathyrotrophin Hormone (*PSH*)	Hormone Parathyrotropique	Hormona Paratirotrópica	Parathyreotropes Hormon
104.	Adrenocorticotrophin Hormone (*ACTH*)	Hormone Adrénocorticotropique	Hormona Adrenocortitrópica	Adrenokortikotropes Hormon
105.	Prolactin (*LTH*)	Prolactine	Prolactina	Prolaktin (*Laktationshormon*)
106.	Salivary Glands (*Paratoid Gland*)	Glandes Salivaires (*Glande Parotide*)	Glándula Salival (*Glándula Paratoída*)	Speicheldrüsen (*Ohrspeicheldrüse*)

© 1995 Copyright by Terry Oleson, Ph.D.

Auricular Microsystem Points

7. 10. 4. Endocrine Glands

MA	Japanese	Korean	Russian	Persian
91.	生殖腺 (卵巣または睾丸)	고환 또는 난소 (내생식기)	Яичники и яички	بیضه و تخمدان
92.	副腎	부 신	Надпочечная железа	غده فوق کلیوی
93.	コルチソル	코 티 졸	Кортизол	کورتن
94.	胸腺	흉 선	Вилочковая железа	غده طیموس
95.	乳腺	유 선	Молочная железа	غده پستانی
96.	甲状腺	갑 상 선	Щитовидная железа	غده تیروئید
97.	上皮小体 (傍甲状腺)	부 갑 상 선	Околощитовидная железа	غده پاراتیروئید
98.	松果体腺 (骨端、E点)	송 과 체	Шишковидная железа	اپی فیروز
99.	下垂体前葉腺	전뇌하수체	Передняя слизистая железа	غده مخاطی جلوئی
100.	下垂体後葉腺	후뇌하수체	Задняя слизистая железа	غده مخاطی عقبی
101.	生殖腺刺激ホルモン	성선자극홀몬	Гонадотропные гормоны	هورمون F.SH.
102.	甲状腺性刺激ホルモン	갑상선자극홀몬	Гормоны, стимулирующие щитовидную железу	هورمون تیروئید
103.	副甲状腺性刺激ホルモン	부갑상선자극홀몬	Гормоны, стимулирующие околощитовидную железу	هورمن پاراتیروئید
104.	副腎皮質刺激ホルモン	부신피질자극홀몬	Адренокортикотропный гормон	هورمون ACTH
105.	下垂体前葉ホルモン	유즙분비자극홀몬	Пролактин	پرولکتین
106.	唾液腺(耳下腺)	타액분비선	Слюнные железы	هورمن بزاقی

© 1995 Copyright by Terry Oleson, Ph.D.

7. 10. 5. Endocrine Glands

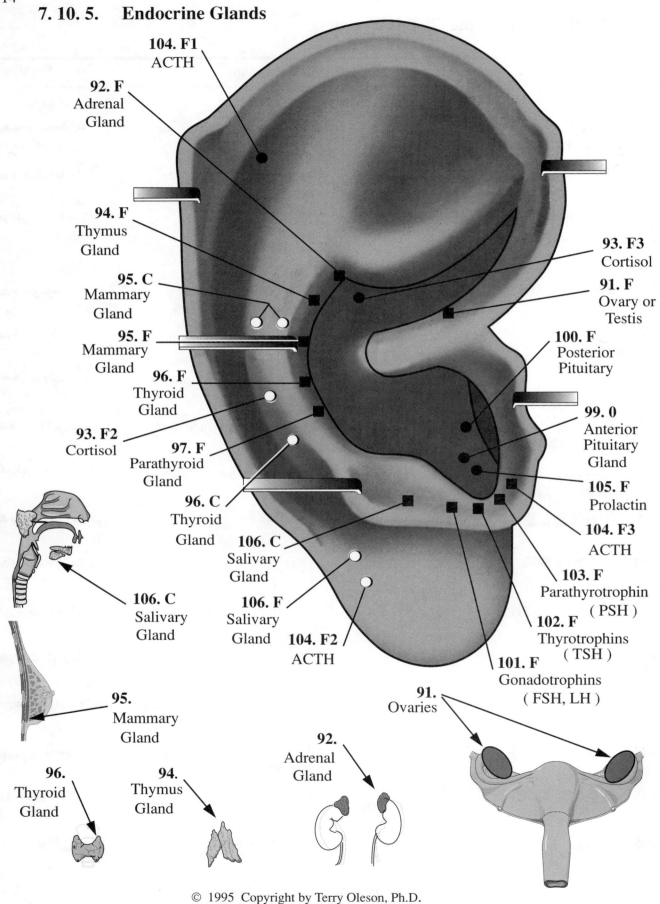

7. 10. 6. Endocrine Glands

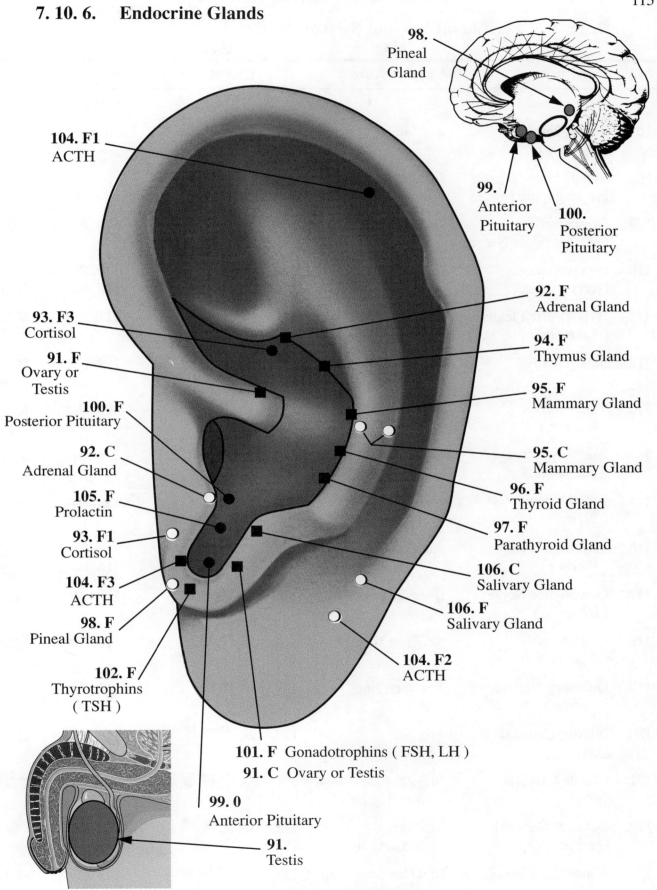

© 1995 Copyright by Terry Oleson, Ph.D.

7.11.1. Peripheral Nervous System

MA	English	Chinese Word	Chinese Script	Auricular Zone
				MA - AZ
107.	Sciatic Nerve (*Ischium*)	Zuo Gu Shen Jing	107. 坐骨神經	107. 0 - AH 6.2
108.	Sympathetic Preganglionic Nerves	Jie Qian Jiao Gan	108. 節前交感	108. F - HX12 - HX14
109.	Sympathetic Postganglionic Nerves	Jie Hou Jiao Gan	109. 節后交感	109. F - CW 5 - CW 9
110.	Parasympathetic Nerves	Fu Jiao Gan	110. 副交感	110. F1 - IC 3 110. F2 - IC 6
111.	Hypogastric Plexus (*Splanchnic Nerves*)	Xia Fu Shen Jing Cong	111. 下腹神經綱	111. F - SC 4
112.	Solar Plexus	Fu Qiang Shen Jing Cong	112. 腹腔神經綱	112. F - HX 1
113.	Vagus Nerve (*X nerve*)	Mi Zou Shen Jing	113. 迷走神經	113. F - IC 3, IC 4
114.	Auditory Nerve (*VIII nerve*)	Ting Shen Jing	114. 聽神經	114. F - ST 3
115.	Facial Nerve (*VII nerve*)	Mian Shen Jing	115. 面神經	115. F4 - PL 6
116.	Trigeminal Nerve (*V nerve*)	San Cha Shen Jing	116. 三叉神經	116. F1 - LO 5 116. F4 - PL 5
117.	Oculomotor Nerve (*III nerve*)	Dong Yan Shen Jing	117. 動眼神經	117. F4 - PL 3
118.	Optic Nerve (*II nerve*)	Shi Shen Jing	118. 視神經	118. F - LO 1.2
119.	Olfactory Nerve (*I nerve*)	Xiu Shen Jing	119. 嗅神經	119. F - LO 2.2
120.	Inferior Cervical Ganglia	Jing Xia Shen Jing Jie	120. 頸下神經節	120. F - CW 5.1
121.	Middle Cervical Ganglia	Jing Zhong Shen Jing Jie	121. 頸中神經節	121. F - CW 4.2
122.	Superior Cervical Ganglia	Jian Shang Shen Jing Jie	122. 頸上神經節	122. F - CW 4.1
123.	Minor Occipital Nerve	Nao Hou Shen Jing	123. 腦后神經	123. C - SF 6.7

© 1995 Copyright by Terry Oleson, Ph.D.

7. 11. 2. Peripheral Nervous System

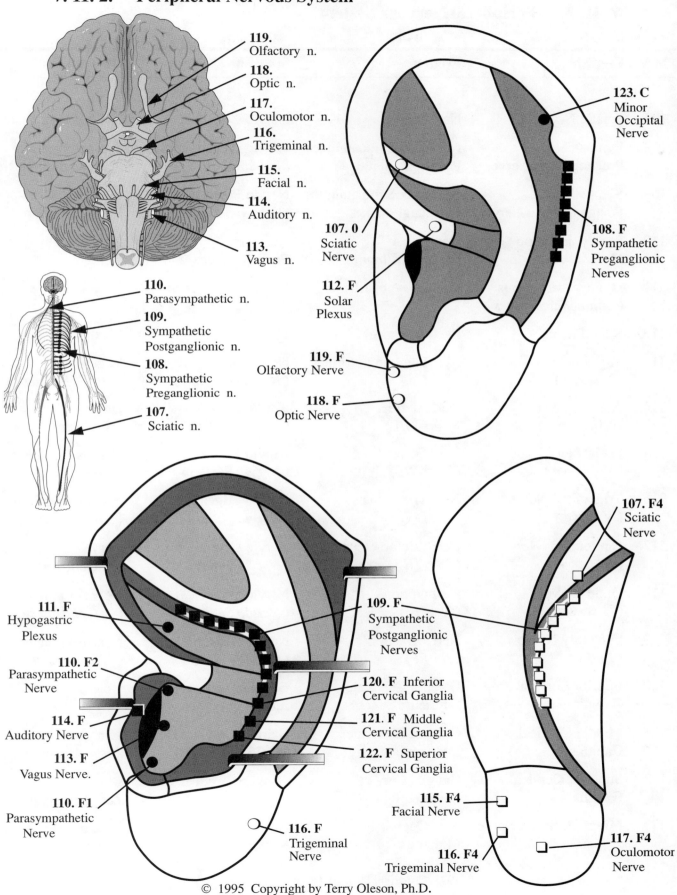

© 1995 Copyright by Terry Oleson, Ph.D.

7.11.3. Peripheral Nervous System

MA	English	French	Spanish	German
107.	Sciatic Nerve	Nerf Sciatique	Nervio Ciático	Ischiasnerv
108.	Sympathetic Preganglionic Nerves	Nerveaux Sympathiques Préganglioniques	Nervio Preganglónico Simpático	Sympathische Praeganglionäre Nerven
109.	Sympathetic Postganglionic Nerves	Nerveaux Sympathiques Postganglionques	Nervio Postganglónico Simpático	Sympathische Postganglionäre Nerven
110.	Parasympathetic Nerves	Nerveaux Parasympathiques	Nervios Parasimpáticos	Parasympathische Nerven
111.	Hypogastric Plexus (*Splanchnic Nerves*)	Plexus Hypogastrique	Plexo Hipogástrico	Plexus Hypogastricus
112.	Solar Plexus	Plexus Solaire	Plexo Solar	Plexus Solaris
113.	Vagus Nerve (*X nerve*)	Nerf Pneumogastrique (*Nerf X*)	Nervio Vagus (*Nervio Décimo*)	Vagusnerv (*10. Gehirnnerv*)
114.	Auditory Nerve (*VIII nerve*)	Nerf Auditif (*Nerf VIII*)	Nervio Auditivo (*Nervio Octavo*)	Hörnerv (*8. Gehirnnerv*)
115.	Facial Nerve (*VII nerve*)	Nerf Facial (*Nerf VII*)	Nervio Facial (*Nervio Séptimo*)	Nervus Facialis (*7. Gehirnnerv*)
116.	Trigeminal Nerve (*V nerve*)	Nerf Trigéminal (*Nerf V*)	Nervio Trigémino (*Nervio Quinto*)	Nervus Trigeminus (*5. Gehirnnerv*)
117.	Oculomotor Nerve (*III nerve*)	Nerf Oculomoteur (*Nerf III*)	Nervio Oculomotor (*Nervio Tercero*)	Nervus Oculomotorius (*3. Gehirnnerv*)
118.	Optic Nerve (*II nerve*)	Nerf Optique (*Nerf II*)	Nervio Óptico (*Nervio Segundo*)	Nervus Opticus (*2. Gehirnnerv*)
119.	Olfactory Nerve (*I nerve*)	Nerf Olfacit (*Nerf I*)	Nervio Olfactorio (*Nervio Primero*)	Nervus Olfactorius (*1. Gehirnnerv*)
120.	Inferior Cervical Ganglia	Ganglia Cervicale Inférieure	Ganglia Cervical Inferior	Untere Zervikalganglien
121.	Middle Cervical Ganglia	Ganglia Cervicale Intermédiare	Ganglia Cervical Del Medio	Mittlere Zervikalganglien
122.	Superior Cervical Ganglia	Ganglia Cervicale Supérieure	Ganglio Cervical Superior	Obere Zervikalganglien
123.	Minor Occipital Nerve	Nerf Occipitale Mineure	Nervio Occipital Menor	Kleiner Okzipitalnerv

© 1995 Copyright by Terry Oleson, Ph.D.

Auricular Microsystem Points

7. 11. 4. Peripheral Nervous System

MA	Japanese	Korean	Russian	Persian
107.	座骨神経	좌골 신경	Седалищный нерв	عصب سیاتیک
108.	交感神経系節前神経	절전교감신경	Симпатическая нервная преганглионарная система	اعصاب سمپاتیک
109.	交感神経系節後神経	절후교감신경	Парасимпатическая нервная система	عصب سپمپاتیک
110.	副交感神経	부교감 신경	Симпатическая постганглионарная нервная система	عصب پاراسمپاتیک
111.	下腹神経叢	하복 신경총	Нижнегастральное сплетение	شبکه زیر شکمی
112.	腹神経叢	복강 신경총	Солнечное сплетение	عصب شنوائی
113.	迷走神経（X神経）	미주 신경 (제 10 신경)	Блуждающий нерв	اسم نرو
114.	聴神経（VIII神経）	청 신경 (제 8 신경)	Слуховой нерв	عصب شنوائی
115.	顔面神経（VII神経）	안면 신경 (제 7 신경)	Лицевой нерв	عصب صورت
116.	三叉神経（V神経）	삼차 신경 (제 5 신경)	Тройничный нерв	عصب حرکتی چشم
117.	動眼神経（III神経）	동안 신경 (제 3 신경)	Глазодвигательный нерв	عصب پنجم
118.	視神経（II神経）	시 신경 (제 2 신경)	Глазной нерв	عصب بینائی
119.	嗅神経（I神経）	후 신경 (제 1 신경)	Обонятельный нерв	عصب بویایی
120.	下頚神経節	하경부 신경절	Нижнезатылочный узел	نرو تحتانی
121.	中頚神経節	중경부 신경절	Среднезатылочный узел	نرو وسطی
122.	上頚神経節	상경부 신경절	Верхнезатылочный узел	نرو بالائی
123.	短後頭神経	뇌후 신경	Малый затылочный нерв	نرو کوچک

© 1995 Copyright by Terry Oleson, Ph.D.

7.11.5. Peripheral Nervous System

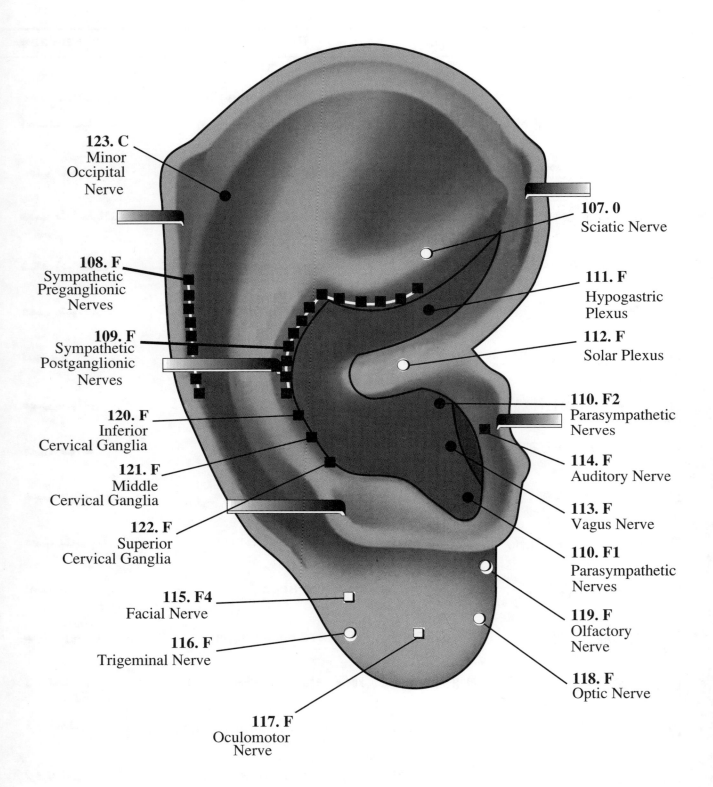

7. 11. 6.   Peripheral Nervous System

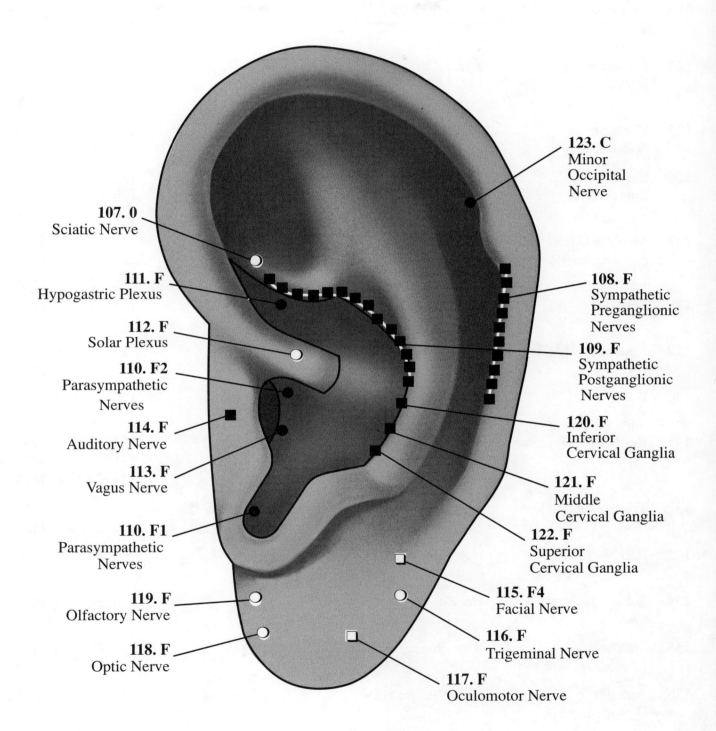

© 1995 Copyright by Terry Oleson, Ph.D.

7.12.1. Subcortical Central Nervous System

MA	English	Chinese Word	Chinese Script	Auricular Zone MA - AZ
124.	Lumbosacral Spinal Cord	Yao Ji Zhui	124. 腰脊椎	124. C - PP 11 124. F1 - HX 12 124. F4 - PP 8
125.	Thoracic Spinal Cord	Xiong Ji Zhui	125. 胸脊椎	125. F1 - HX 13 125. F4 - PP 6
126.	Cervical Spinal Cord	Jing Zhui	126. 頸椎	126. C - PG 2 126. F1 - HX 14 126. F4 - PP 4
127.	Medulla Oblongata (*Brainstem*)	Nao Gan	127. 腦干	127. C - CW 4 127. F1 - HX 15 127. F4 - PP 2
128.	Pons	Qiao Nao	128. 橋腦	128. F1 - LO 7
129.	Midbrain	Zhong Nao	129. 中腦	129. F - LO 5 129. F4 - PL 5
130.	Brain	Nao	130. 腦	130. C - CW 3
131.	Reticular Formation	Wang Zhuang Jie Gou	131. 網狀結構	131. F1 - LO 6 131. F2 - ST 3 131. F4 - PL 6
132.	Trigeminal Nucleus	San Cha Shen Jing He	132. 三叉神經核	132. F - LO 5 132. F4 - PL 5
133.	Red Nucleus	Hong He	133. 紅核	133. F4 - PL 4
134.	Substantia Nigra	Hei Zhi	134. 黑質	134. F4 - PL 6
135.	Striatum (*Basal Ganglia*)	Wen Zhuang Ti	135. 紋狀体	135. F4 - PL 4
136.	Anterior Hypothalamus	Qian Xia Qiu Nao	136. 前下丘腦	136. F - IC 2
137.	Posterior Hypothalamus	Hou Xia Qiu Nao	137. 后下丘腦	137. F - IC 5
138.	Thalamic Nuclei	Qui Nao He	138. 丘腦核	138. F - CW 1 - CW 3

© 1995 Copyright by Terry Oleson, Ph.D.

7.12.2. Subcortical Central Nervous System

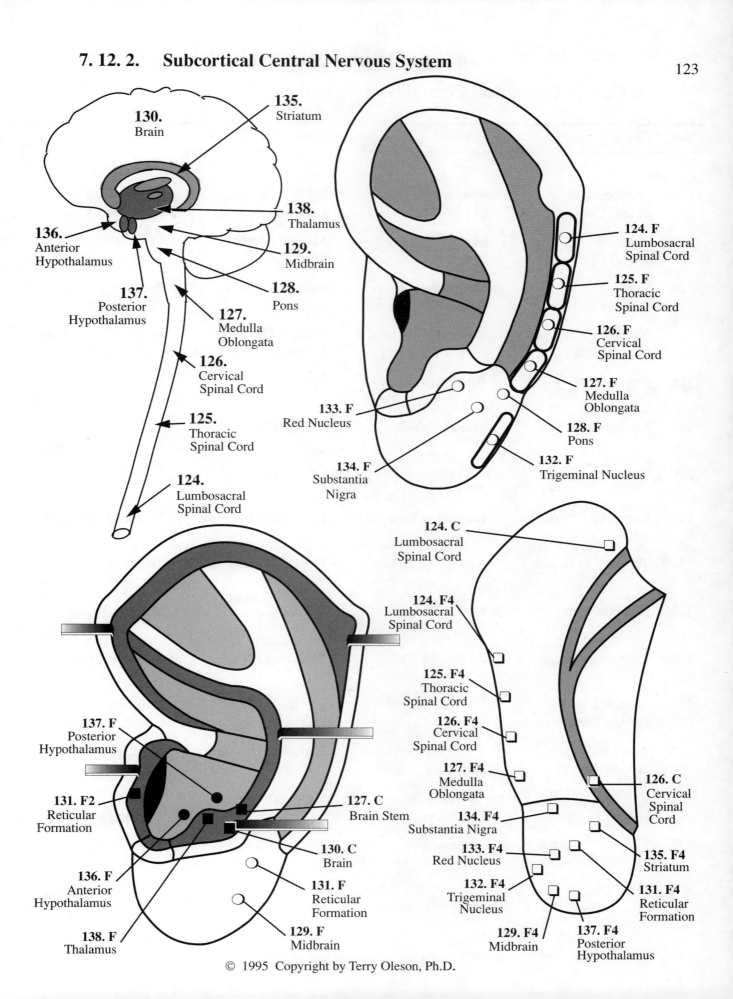

Auricular Microsystem Points
7. 12. 3. Subcortical Central Nervous System

MA	English	French	Spanish	German
124.	Lumbosacral Spinal Cord	Moelle Épinière Lombo - Sacré	Médula Espinal Lumbrosacral	Lumbosakrales Rückenmark
125.	Thoracic Spinal Cord	Moelle Épinière Dorsale	Médual Espinal Torácico	Thorakrales Rückenmark
126.	Cervical Spinal Cord	Moelle Épinière Cervicale	Médula Espinal Cervical	Zervikrales Rückenmark
127.	Medulla Oblongata (*Brainstem*)	Bulbe Rachidien (*Tronc Cérébral*)	Médula Oblongata (*Tronco del Cerebro*)	Medulla Oblongata (*Hirnstamm*)
128.	Pons	Apophyse	Pons	Pons
129.	Midbrain	Mésencéphale	Mesencéfalo	Mittelhirn
130.	Brain	Cerveau	Cerebro	Gehirn
131.	Reticular Formation	Formation Réticulaire	Formación Reticular	Formatio Reticularis
132.	Trigeminal Nucleus	Noyau Trigéminal	Núcleo Trigémino	Trigeminuskern
133.	Red Nucleus	Noyau Rouge	Núcleo Rojo	Nucleus Ruber
134.	Substantia Nigra	Substance Noir	Substancia Nigra	Substantia nigra
135.	Striatum (*Basal Ganglia*)	Noyau Lenticulaire	Estrato (*Ganglios Basales*)	Striatum (*Basalganglien*)
136.	Anterior Hypothalamus	Hypothalamus Antérieur	Hipotálamo Anterior	Vorderer Hypothalamus
137.	Posterior Hypothalamus	Hypothalamus Postérieur	Hipotálamo Posteroir	Hinterer Hypothalamus
138.	Thalamic Nuclei	Thalamus	Núcleo Tálamo	Thalamuskerne

© 1995 Copyright by Terry Oleson, Ph.D.

Auricular Microsystem Points

7. 12. 4. Subcortical Central Nervous System

MA	Japanese	Korean	Russian	Persian
124.	腰仙髄	요 선 수	Пояснично-спинная структура	ستون سفيد
125.	胸髄	흉 수	Грудинно-спинная структура	ستون فقرات
126.	頚髄	경 수	Затылочно-спинная структура	ناحيه مغز
127.	脳幹（延髄）	연 수	Костный мозг	مغز ميانى
128.	脳橋	교	Мост	پل دماغى
129.	中脳	중 뇌	Средний мозг	مغز
130.	脳	뇌	Мозг	اسم نرو
131.	網様体	망상형성점	Сетчакатка	اسم نرو
132.	三叉神経核	삼차신경핵	Тройничный первичный центр	اسم عصب
133.	赤核	적 핵	Красное ядро	هسته قرمز
134.	黒質	흑 질	Черная субстанция	ماده سياه
135.	線条体（基底神経節）	선 조 체	Полосатое тело	ماده هورمونى
136.	前視床下部	전시상하부	Передний гипоталамус	قسمت هيپوتالاموس
137.	後視床下部	후시상하부	Задний гипоталамус	پشت هيپوتالاموس
138.	視床核	시 상 핵	Ядро таламуса	هسته تالاموس

© 1995 Copyright by Terry Oleson, Ph.D.

7. 12. 5. Subcortical Central Nervous System

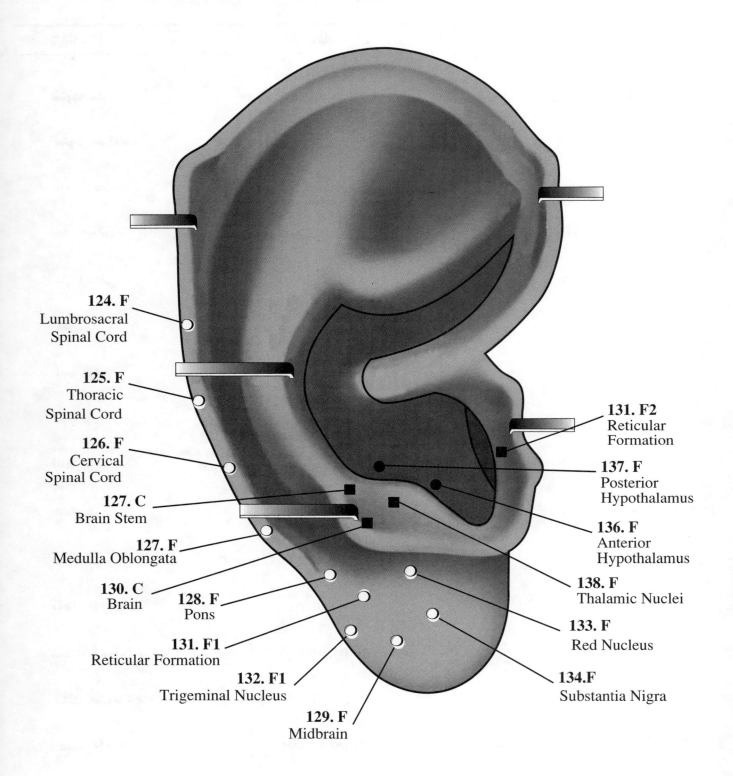

7. 12. 6. Subcortical Central Nervous System

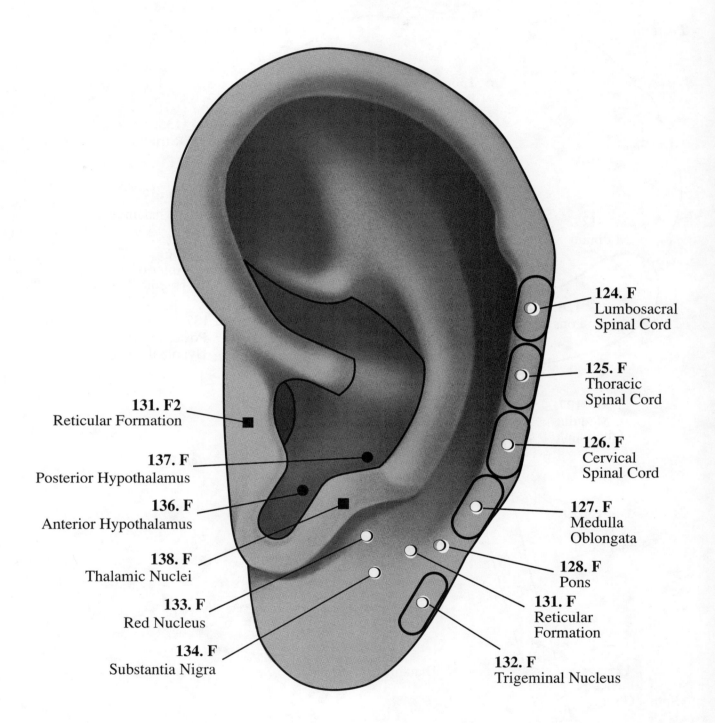

7. 12. 7. Subcortical Central Nervous System

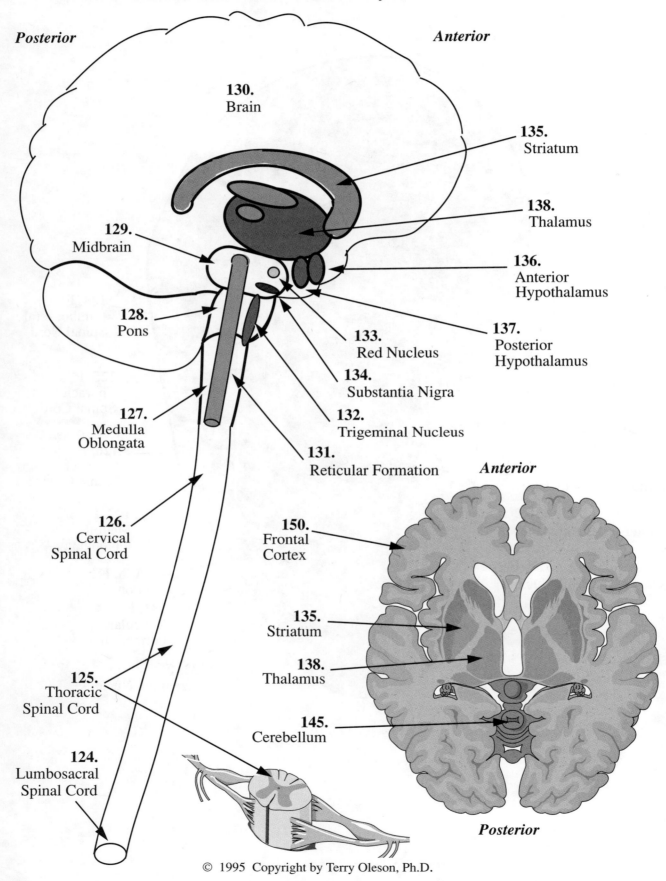

7. 12. 8. Cortical Central Nervous System

129

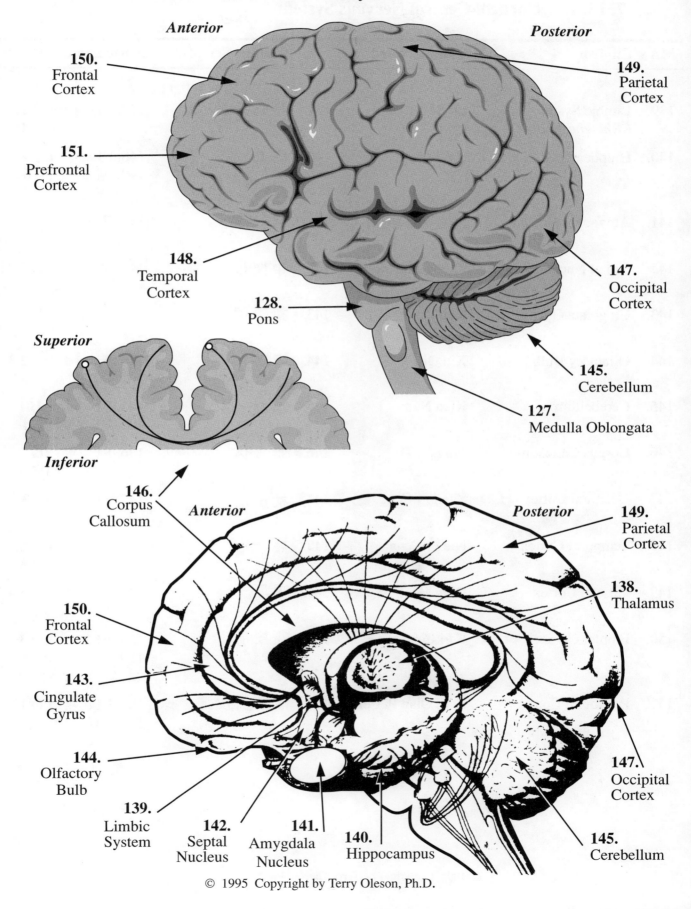

© 1995 Copyright by Terry Oleson, Ph.D.

7.13.1. Cortical Central Nervous System

MA	English	Chinese Word	Chinese Script	Auricular Zone MA - AZ
139.	Limbic System (*Rhinencephalon*)	Lii Se Xi Tong	139. 綠色系統	139. F1 - LO 1, PL 1
140.	Hippocampus	Hai Ma	140. 海馬	140. F1 - LO 4 140. F4 - PL 6
141.	Amygdala Nucleus	Xing Ren He	141. 杏仁核	141. F - LO 2.9
142.	Septal Nucleus	Zhong Jian He	142. 中間核	142. F - LO 2.2
143.	Cingulate Gyrus	Kou Dai Hui	143. 扣帶回	143. F - IT 1
144.	Olfactory Bulb	Xiu Qiu	144. 嗅球	144. F - LO 2.3
145.	Cerebellum	Xiao Nao	145. 小腦	145. F1 - AH 1 145. F4 - PL 4
146.	Corpus Callosum	Ping Di Ti	146. 胼胝体	146. F1 - TG 2 - TG 4
147.	Occipital Cortex	Zhen Pi Ceng	147. 枕皮層	147. F1 - AT 3, LO 8
148.	Temporal Cortex	Nie Pi Ceng	148. 顳皮層	148. F1 - LO 6, LO 8
149.	Parietal Cortex	Ding Ceng	149. 頂層	149. F1 - LO 5 - LO 6
150.	Frontal Cortex	E Pi Ceng	150. 額皮層	150. F1 - LO 3 150. F4 - PL 3
151.	Prefrontal Cortex	E Ye Qian Pi Ceng	151. 額葉前皮層	151. F1 - LO 1 151. F4 - PL 1

© 1995 Copyright by Terry Oleson, Ph.D.

7. 13. 2. Cortical Central Nervous System

150. Frontal Cortex
149. Parietal Cortex
151. Prefrontal Cortex
148. Temporal Cortex
147. Occipital Cortex
145. Cerebellum

146. Corpus Callosum
145. Hippocampus
138. Thalamus
141. Amygdala
145. Cerebellum

146. F Corpus Callosum
145. F1 Cerebellum
147. F Occipital Cortex
148. F Temporal Cortex
151. F Prefrontal Cortex
149. F Parietal Cortex
150. F Frontal Cortex

143. F Cingulate Gyrus
142. F Septal Nucleus
144. F Olfactory Bulb
139. F1 Limbic System
140. F Hippocampus
141. F Amygdala Nucleus

145. F4 Cerebellum
140. F4 Hippocampus
150. F4 Frontal Cortex
151. F4 Prefrontal Cortex
139. F4 Limbic System

© 1995 Copyright by Terry Oleson, Ph.D.

7. 13. 3. Cortical Central Nervous System

MA	English	French	Spanish	German
139.	Limbic System (*Rhinencephalon*)	Système Limbique (*Rhinencéphaline*)	Sistema Limbico (*Rinencefalina*)	Limbisches System (*Rhinenzephalon*)
140.	Hippocampus	Hippocampe	Hipócampus	Hippokampus
141.	Amygdala Nucleus	Noyau Amygdale	Núcleo Amygdala	Amygdala Nukleus
142.	Septal Nucleus	Noyau Séptale	Núcleo Septal	Septum Nukleus
143.	Cingulate Gyrus	Gyrus Cingulâte	Gyros Cingulate	Gyrus cinguli
144.	Olfactory Bulb	Circonvolution Olfactive	Circonvolucíon Olfato	Bulbus Olfactorius
145.	Cerebellum	Cervelet	Cerebelo	Cerebellum (*Kleinhirn*)
146.	Corpus Callosum	Corps Calleux	Cuerpo	Corpus Callosum (*Hirntrennwand*)
147.	Occipital Cortex	Cortex Occipital	Corteza Occipital	Okzipitalrinde
148.	Temporal Cortex	Cortex Temporal	Corteza Temporal	Temporal-Kortex
149.	Parietal Cortex	Cortex Pariétal	Corteza Parietal	Parietal-Kortex
150.	Frontal Cortex	Cortex Frontal	Corteza Frontal	Frontal-Kortex
151.	Prefrontal Cortex	Cortex Préfrontal	Corteza Prefrontal	Praefrontal-Kortex

© 1995 Copyright by Terry Oleson, Ph.D.

Auricular Microsystem Points
7. 13. 4. Cortical Central Nervous System

MA	Japanese	Korean	Russian	Persian
139.	大脳辺縁系（嗅脳）	변연계	Система конечностей	سیستم کناری
140.	海馬	해 마	Гипиокамп	هیپوکمپوس
141.	小脳扁桃核	편도핵	Миндалины	هسته آموگلند
142.	中隔核	중간핵	Перегородное септальное ядро	جدار هسته‌ای
143.	帯状回	대상핵	Извилина коры полушарий головного мозга	پوستهٔ پیر
144.	嗅神経球	후신경구	Обонятельная луковица	مرکز بویایی
145.	小脳	소 뇌	Мозжечок	مخ کوچک - مغچه
146.	脳梁	뇌 량	Мозолистое тело	پوسته پشت سر
147.	後頭皮質	후두피질	Затылочное корковое вещество	استخوان پشت سر
148.	側頭皮質	측두피질	Височный кортекс	استخوان شقیقه
149.	頭頂皮質	두정피질	Теменной кортекс	پوستهٔ جداری
150.	前頭皮質	전두피질	Лобный кортекс	پوسته جلو پیشانی
151.	前頭葉前方皮質	전전두엽피질	Префронтальный кортекс	پوسته عقب پیشانی

© 1995 Copyright by Terry Oleson, Ph.D.

7. 13. 5. Cortical Central Nervous System

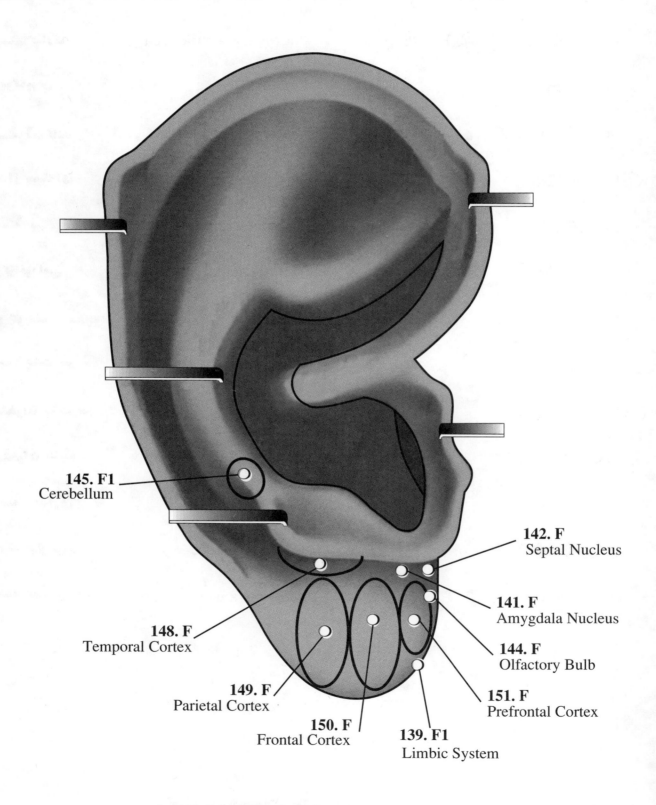

7. 13. 6. Cortical Central Nervous System

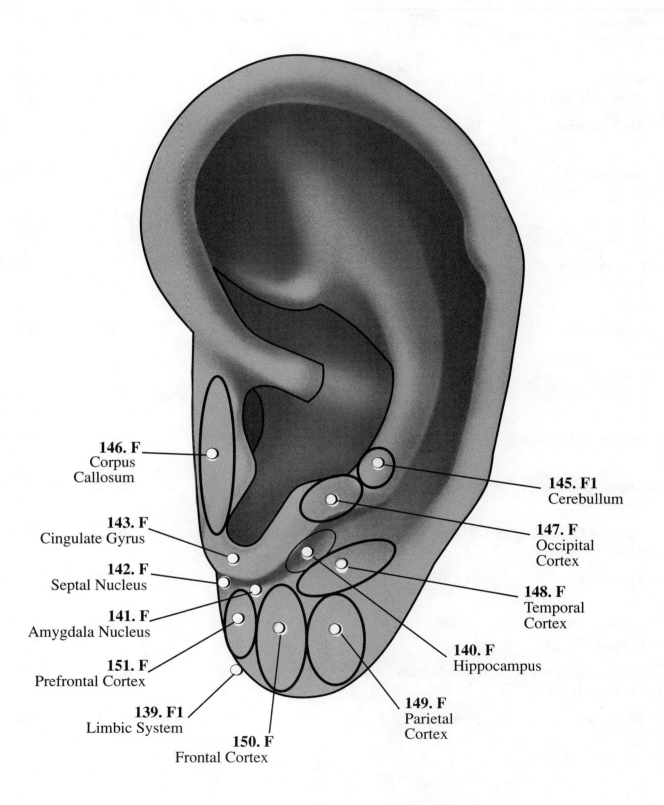

© 1995 Copyright by Terry Oleson, Ph.D.

Auricular Microsystem Points

7. 14. 1. Primary Chinese Functional Points

MA	English	Chinese Word	Chinese Script	Auricular Zone MA - AZ
152.	Asthma (*Ping Chuan*)	Ping Chuan	152. 平喘	152. C1 - AT 2.3 152. C2 - PP 1
153.	Antihistamine	Tuo Min	153. 脫敏	153. C - TF 4.2
154.	Constipation	Bian Mi	154. 便秘	154. C - TF 3.5
155.	Hepatitis	Gan Yan Dian	155. 肝炎點	155. C1 - TF 4.8 155. C2 - IC 8
156.	Hypertension	Goo Xue Ya Dian	156. 高血壓點	156. C1 - TF 6.9 156. C2 - TG 2 156. C3 - PG 4
157.	Hypotension	Di Xue Ya Dian	157. 低血壓點	157. C - IT 1
158.	Lumbago (*Coxalgia*)	Yao Tong	158. 腰痛	158. C1 - AH 11 152. C2 - PP 4 158. F - HX 9
159.	Muscle Relaxation	Ji Song Dian	159. 肌松點	159. C - IC 7.9
160.	Triple Warmer (*San Jiao*)	San Jiao	160. 三焦	160. C - IC 1.9
161.	Appetite Control (*Hunger Point*)	Ji Dian	161. 饑點	161. C - TG 3.4
162.	Thirst Point	Ke Dian	162. 渴點	162. C - TG 4.6
163.	Alcoholic Point (*Drunk Point*)	Zui Dian	163. 醉點	163. C - SC 2.6
164.	Nervousness (*Neurasthenia*)	Shen Jing Jin Zhang	164. 神經緊張	164. C - LO 1.2
165.	Excitement	Xing Fen Diang	165. 興奮點	165. C - CW 2.1

© 1995 Copyright by Terry Oleson, Ph.D.

7.14.2. Primary Chinese Functional Points

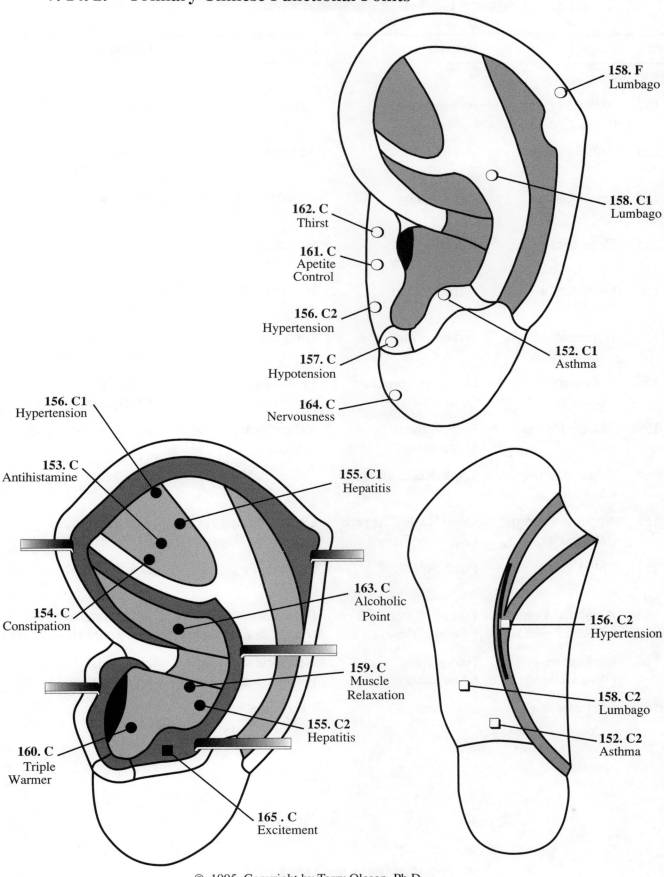

Auricular Microsystem Points

7.14.3. Primary Chinese Functional Points

MA	English	French	Spanish	German
152.	Asthma (*Ping Chuan*)	Asthmatique	Asma	Asthma
153.	Antihistamine	Antihistamine	Antihistamínico	Antihistamin
154.	Constipation	Constipation	Estreñimiento	Verstopfung
155.	Hepatitis	Hépatite	Hepatitis	Hepatitis (*Leberentzündung*)
156.	Hypertension	Hypertension	Hipertensión	Hypertonie (*Bluthochdruck*)
157.	Hypotension	Hypotension	Hipotensión	Hypotonie (*Niedriger Blutdruck*)
158.	Lumbago (*Coxalgia*)	Douleurs Lombaires (*Coxalgie*)	Lumbago (*Coxalgia*)	Lumbago (*Koxalgie*)
159.	Muscle Relaxation	Relâchement Musculaire	Relajamiento de los Músculos	Muskelentspannung
160.	Triple Warmer (*San Jiao*)	Triple Réchauffeur	Calentador Triple	Dreifacher Erwärmer
161.	Appetite Control (*Hunger Point*)	Contrôle de l'Appétit (*Point de Faim*)	Control de Apetito (*Punto de Hambre*)	Appetitkontrolle (*Hungerpunkt*)
162.	Thirst Point	Point Soif	Punto de Sed	Durstpunkt
163.	Alcoholic Point (*Drunk Point*)	Point d'Alcoolique (*Point d'Ivresse*)	Punto Alcohólico (*Punto de Embriaguez*)	Alkoholpunkt (*Betrunkenheitspunkt*)
164.	Nervousness (*Neurasthenia*)	Nervosité (*Neurasthénie*)	Nerviosidad (*Neurastenia*)	Nervosität (*Neurasthenie*)
165.	Excitement	Excitation	Excitación	Erregung

© 1995 Copyright by Terry Oleson, Ph.D.

7. 14. 4. Primary Chinese Functional Points

MA	Japanese	Korean	Russian	Persian
152.	喘息	천식점	Астма	آسم
153.	抗ヒスタミン	항히스타민점	Антигистамин	ضد آسم
154.	便秘	변비점	Запор	يبوست
155.	肝炎	간염점	Гепатит	بالا بودن فشار خون
156.	高血圧	고혈압점	Повышенное давление	پائين بودن فشار خون
157.	低血圧	저혈압점	Пониженное давление	عصبی
158.	腰痛（股関節痛）	요통	Люмбаго	كمر درد
159.	筋弛緩法	근이완점	Мышечная расслабленность	استراحت ماهيچه
160.	三焦経	삼초	Триада	سه قسمت بدن
161.	食欲コントロール（空腹点）	식욕조절점	Контроль аппетита	كنترل اشتها
162.	口渇	갈증점	Точка жажды	تشنگی
163.	アルコール点（酩酊点）	숙취점	Точка алкоголя	نقطه الكل
164.	神経質（神経衰弱）	신경과민점 (신경쇠약점)	Нервозность	كرما
165.	興奮	흥분점	Восторг	هيجان

7. 14. 5. Primary Chinese Functional Points

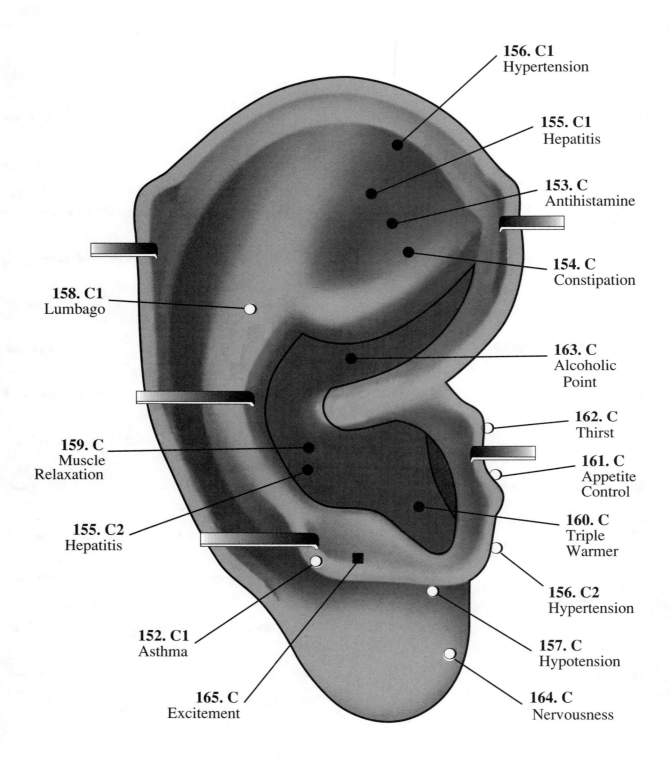

© 1995 Copyright by Terry Oleson, Ph.D.

7. 14. 6. Primary Chinese Functional Points

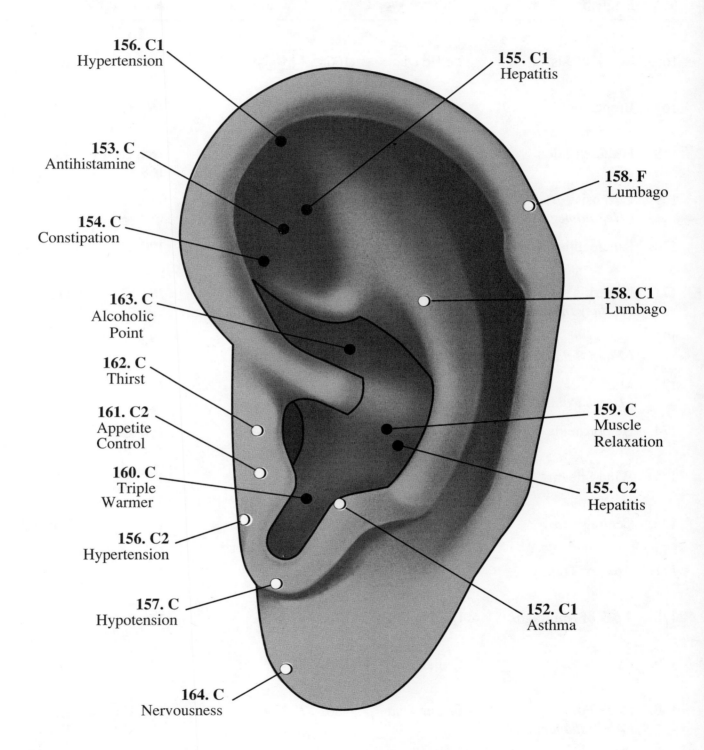

© 1995 Copyright by Terry Oleson, Ph.D.

Auricular Microsystem Points

7.15.1. Secondary Chinese Functional Points

MA	English	Chinese Word		Chinese Script	Auricular Zone MA - AZ
166.	Tuberculosis	Jie He Dian	166.	結核點	166. C - IC 7
167.	Bronchitis	Zi Qi Guan	167.	支氣管	167. C - IC 6
168.	Heat Sensation (*Fever*)	Re Dian	168.	熱點	168. C1 - AH 11 168. C2 - IC 2
169.	Cirrhosis (*Hepatomeglia*)	Gan Ying Hua Dian	169.	肝硬化點	169. C - CR 2
170.	Pancreatitis	Yi Xian Yan Dian	170.	胰臟炎點	170. C - SC 7
171.	Nephritis (*Kidney Inflammation*)	Shen Yan Dian	171.	腎炎點	171. C - HX 15
172.	Ascites (*Fluid Balance*)	Fu Shui Dian	172.	腹水點	172. C - SC 6
173.	Mutism (*Dumb Point*)	Ya Dian	173.	啞點	173. C - ST 4
174.	Hemorrhoids	Zhi Chuang	174.	痔瘡	174. C - IH 5 174. F - SC 4
175.	Wind Stream	Feng Xi	175.	風溪	175. C - SF 6.7
176.	Central Rim	Yuan Zhong	176.	緣中	176. C - CW 3.7
177.	Apex of Tragus	Ping Jian	177.	屏尖	177. C - TG 4
178.	Apex of Antitragus	Dui Ping Jian	178.	對屏尖	178. C - AT 2.9
179.	Apex of Ear	Er Jian	179.	耳尖	179. C - HX 7.9
180.	Helix Points (*Anti-inflammatory*)	Er Lun Dian	180.	耳輪點	180. C1 - HX 11.8 180. C2 - HX 13.8 180. C3 - HX 14.7 180. C4 - HX 15.7 180. C5 - LO 7.7 180. C6 - LO 3.1

© 1995 Copyright by Terry Oleson, Ph.D.

7. 15. 2. Secondary Chinese Functional Points

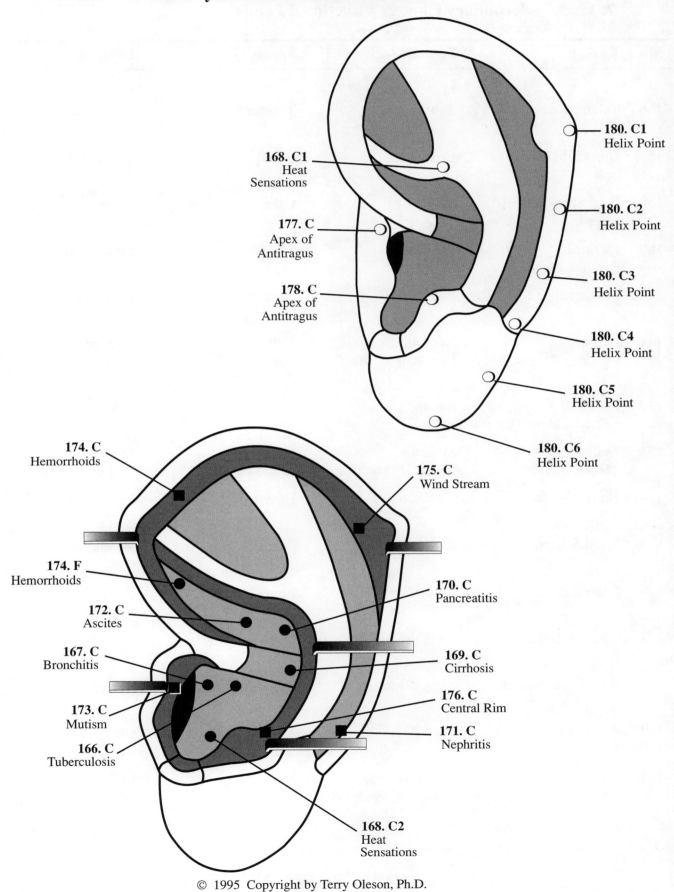

© 1995 Copyright by Terry Oleson, Ph.D.

7.15.3. Secondary Chinese Functional Points

MA	English	French	Spanish	German
166.	Tuberculosis	Tuberculose	Tuberculosis	Tuberkulose
167.	Bronchitis	Bronchite	Bronquitis	Bronchitis
168.	Heat Sensation (*Fever*)	Chaleur (*Fievre*)	Calor (*Fiebre*)	Hitze (*Fieber*)
169.	Cirrhosis (*Hepatomeglia*)	Cirrhose	Cirrosis	Leber Zirrhose
170.	Pancreatitis	Pancréatite	Pancreatitis	Pankreatitis
171.	Nephritis (*Kidney Disease*)	Néphritite (*Maladie de Rein*)	Nefritis (*Enfermedad de Riñon*)	Nephritis (*Nierenentzündung*)
172.	Ascites (*Fluid Balance*)	Ascite	Ascitis	Aszites
173.	Mutism (*Dumb Point*)	Mutisme (*Point d'Insuffisance*)	Mutismo (*Punto Tonto*)	Mutismus (*Stummheitspunkt*)
174.	Hemorrhoids	Hémorroïdes	Hemorroides	Hämorrhoiden
175.	Wind Stream	Courant de Vent	Corriente de Aire	Windstrom
176.	Central Rim	Borne Centrale	Borde Central	Zentraler Rand
177.	Apex of Tragus	Apex de Tragus	Ápice del Tragus	Tragusspitze
178.	Apex of Antitragus	Apex d'Antitragus	Ápice del Antitragus	Antitragusspitze
179.	Apex of Ear	Apex d'Oreille	Ápice de la Oreja	Ohrspitze
180.	Helix Points (*Anti-inflammatory*)	Points de Hélix (*Anti-inflammatoire*)	Punto Hélice (*Anti-inflamatorio*)	Helixpunkte (*Enzündungshemmend*)

© 1995 Copyright by Terry Oleson, Ph.D.

Auricular Microsystem Points
7. 15. 4.   Secondary Chinese Functional Points

MA	Japanese	Korean	Russian	Persian
166.	結核	결핵점	Туберкулез	سل
167.	気管支炎	기관지염점	Бронхит	برنشیت
168.	熱感（高熱）	온열감각 （열점）	Восприятие тепла	هپانیت
169.	肝硬変（肝腫）	간경화점	Цирроз	سیروسیس
170.	膵炎	췌장염점	Панкреатит	پانکراتیست
171.	腎炎 （腎臓の炎症）	신염점	Нефрит	نقرتیست
172.	腹水症 （液体のバランス）	복수점	Асцит	جمع ستون آب در شکم
173.	無言症（啞点）	벙어리점	Мутизм, задержка речи	بی‌صدایی - گنگی
174.	痔	치질점	Геммороид	نیروی زندگی
175.	呼吸流	풍 계	Поток ветра	جهت باد
176.	中心縁	중심환	Центральный край	انحنای شکم
177.	耳珠尖	이주첨	Верхушка козелка	نوک تار گوش
178.	対珠尖	대이주첨	Верхушка противокозелка	نوک
179.	耳尖	이 첨	Верхушка уха	نوک گوش
180.	耳輪点 （抗炎症）	이류점	Точки ушной раковины	پیچ گوش

© 1995 Copyright by Terry Oleson, Ph.D.

7. 15. 5. Secondary Chinese Functional Points

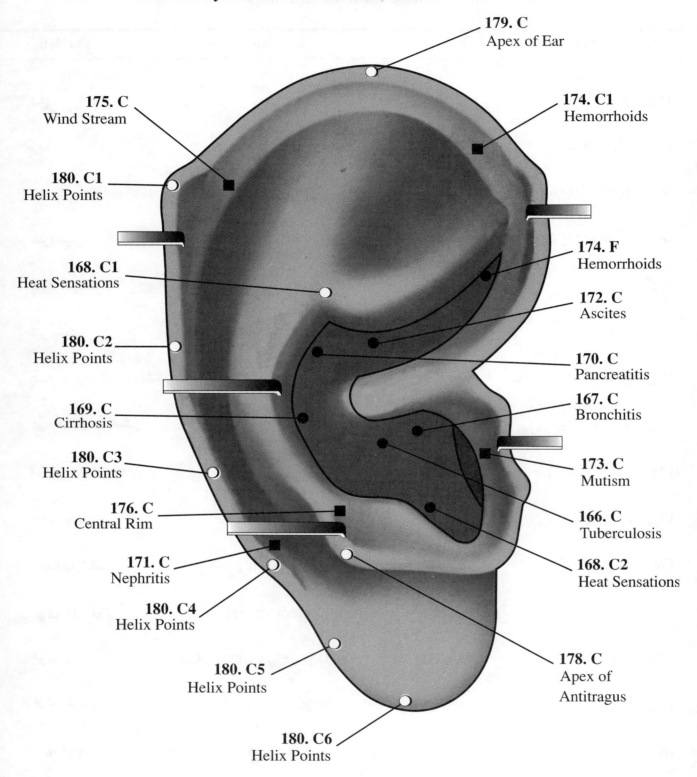

7.15.6. Secondary Chinese Functional Points

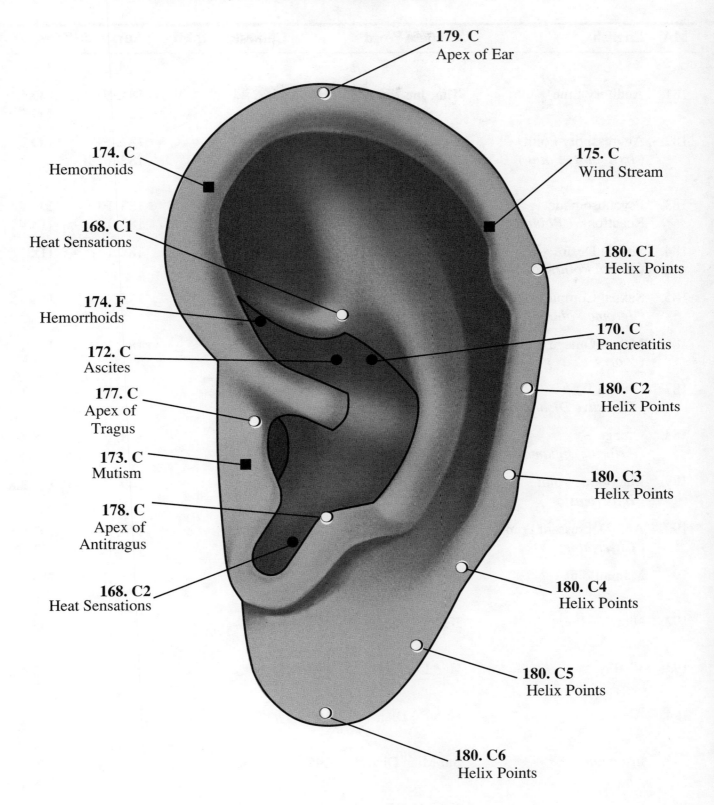

© 1995 Copyright by Terry Oleson, Ph.D.

7. 16. 1. Primary French Functional Points

MA	English	Chinese Word	Chinese Script	Auricular Zone MA - AZ
181.	Auditory Line	Ting Jue Xian	181. 聽覺線	181. F1 - LO 6 181. F2 - LO 1
182.	Aggressivity Point (*Irritability Point*)	Gong Ji Dian	182. 攻擊點	182. F1 - LO 2 182. F2 - TG 5
183.	Psychosomatic Reactions (*Point R*)	Shen Xin Fan Ying Dian	183. 身心反應點	183. F1 - LO 1 183. F2 - HX 4
184.	Sexual Desire (*Bosch Point, Libido*)	Xing Yu Yi Zhi	184. 性慾控制	184. F - HX 1
185.	Sexual Compulsion (*Jerome Point*)	Xing Yu Zeng Qiang	185. 性慾增強	185. F - HX 15
186.	Master Omega (*Worry, Fear*)	Zhu Ou Mu	186. 主歐姆	186. F - LO 1
187.	Omega 1 (*Digestive Disorders*)	Ou Mu 1	187. 歐姆1	187. F - SC 2
188.	Omega 2 (*Arthritis, Inflammation*)	Ou Mu 2	188. 歐姆2	188. F - HX 6
189.	Marvelous Point (*Hypertension*)	Qi Dian	189. 奇點	189. F - CR 2.8
190.	Anti-Depressant Point (*Cheerfulness*)	Kang Yi Zhi Dian	190. 抗抑制點	190. F1 - LO 8.5 190. F2 - CW 2
191.	Mania Point	Zao Kuan Dian	191. 躁狂點	191. F - TG 1.9
192.	Nicotine Point	Jie Yan Dian	192. 戒煙點	192. F - TG 2.8
193.	Vitality	Huo Li Dian	193. 活力點	193. F - TG 4.6
194.	Alertness	Huo Bo Dian	194. 活潑點	194. F - HX 12
195.	Insomnia	Shi Mian Dian	195. 失眠點	195. F1 - SF 4 195. F2 - HX 15
196.	Dizziness (*Vertigo*)	Xuan Yun Dian	196. 眩暈點	196. F - CW 3

© 1995 Copyright by Terry Oleson, Ph.D.

7.16.2. Primary French Functional Points

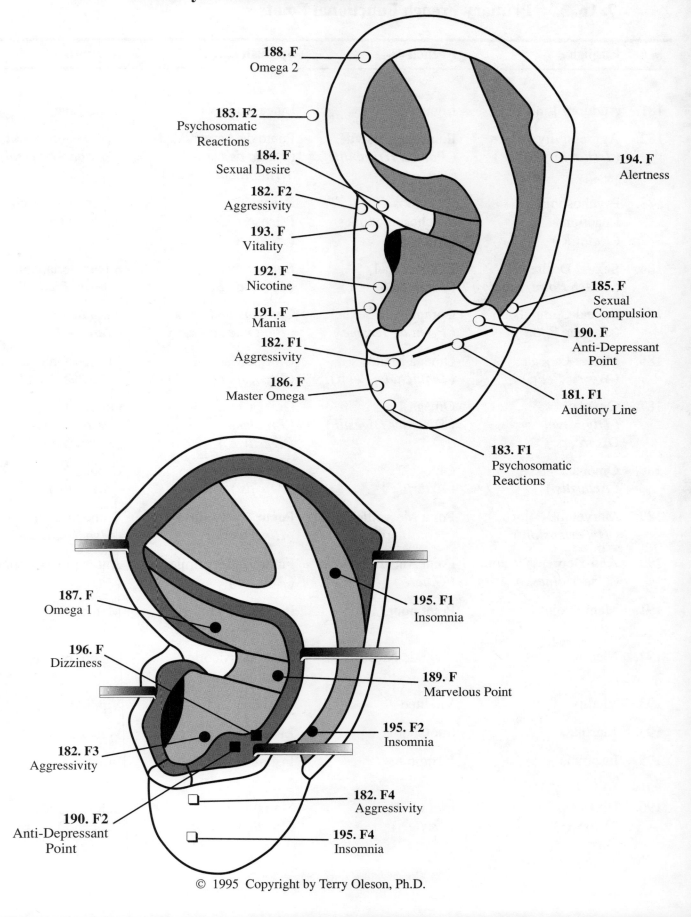

© 1995 Copyright by Terry Oleson, Ph.D.

7.16.3. Primary French Functional Points

MA	English	French	Spanish	German
181.	Auditory Line	Ligne Auditive	Linea Auditiva	Gehörlinie
182.	Aggressivity Point (*Irritability Point*)	Point Aggréssivité (*Point d'Irritabilité*)	Punto de Agresividad (*Punto de Irritabilidad*)	Aggressionspunkt (*Reizbarkeit Punkt*)
183.	Psychosomatic Reactions (*Point R*)	Réactions Psychosomatiques (*Point R*)	Reacción Psicosomática (*Punto R*)	Psychosomatische Reaktionen (*Punkt R*)
184.	Sexual Desire (*Bosch Point, Libido*)	Désir Sexuel (*Point de Bosch*)	Deseo Sexual (*Punto de Bosch*)	Sexualverlangen (*Bosch Punkt*)
185.	Sexual Compulsion (*Jerome Point*)	Compulsion Sexuel (*Point de Jerome*)	Compulsión Sexual (*Punto de Jerome*)	Sexualzwang (*Jerome Punkt*)
186.	Master Omega (*Worry, Fear*)	Oméga Maître (*Inquietude, Peur*)	Omega Maestra (*Preocupación, Miedo*)	Meister Omega (*Unruhe, Furcht*)
187.	Omega 1 (*Digestive Disorders*)	Oméga 1 (*Disorder Digestif*)	Omega 1 (*Problemos Digestivos*)	Omega 1 (*Verdauungs-beschwerden*)
188.	Omega 2 (*Arthritis*)	Oméga 2 (*Arthritic*)	Omega 2 (*Artritis*)	Omega 2 (*Arthritis*)
189.	Marvelous Point (*Hypertension*)	Point Merveilleux (*Hypertension*)	Punto Maravilloso (*Hipertensión*)	Wunderpunkt (*Hypertonie*)
190.	Anti-Depressant Point (*Cheerfulness*)	Point Anti-Dépressant (*Gaieté*)	Punto Antideprimiente (*Alegria*)	Antidepressionspunkt (*Freude*)
191.	Mania Point	Point pour Manie	Punto de Manía	Maniepunkt
192.	Nicotine Point	Point de Nicotine	Punto de Nicotina	Nikotinpunkt
193.	Vitality	Vitalitée	Vitalidad	Vitalität
194.	Alertness	Sur Guarde	Listo	Wachsamkeit
195.	Insomnia	Insomnie	Insomnia	Insomnie (*Schlaflosigkeit*)
196.	Dizziness (*Vertigo*)	Étourdissement (*Vertige*)	Mariado (*Vértigo*)	Schwindel (*Vertigo*)

© 1995 Copyright by Terry Oleson, Ph.D.

Auricular Microsystem Points

7.16. 4. Primary French Functional Points

MA	Japanese	Korean	Russian	Persian
181.	聴覚線	변태점	Слуховая линия	خط شنوائی
182.	攻撃性点（興奮点）	공격점（감응점）	Точка агрессивности	خشونت
183.	心身反応（R点）	심신반응점	Психосоматическая реакция	روان و بدن
184.	性的欲求（ブッシュ点、リビド）	성욕점	Сексуальное желание	تمایلات جنسی
185.	性的強迫（ジェローム点）	성욕억제점	Сексульная одержимость	خارج از کنترل سکسی
186.	オメーガ支配（心配、恐れ）	주오메가점（근심, 불안）	Основная Омега	فرجام مهم
187.	オメーガ1（消化器疾患）	오메가 1（소화장애）	Омега I	نقطه فرجام ۱
188.	オメーガ2（関節炎、炎症）	오메가 2（관절염, 염증）	Омега II	نقطه فرجام ۲
189.	驚嘆点（高血圧）	경이점（고혈압점）	Удивительная точка	نقطه شگفت انگیز
190.	坑抑制点（快活さ）	항우울점（환희점）	Антидепрессивная точка	نقطهٔ ضد پریشانی
191.	躁点	열광점	Маниакальная точка	نقطهٔ دیوانگی
192.	ニコチン点	니코틴점	Никотиновая точка	نقطهٔ نیکوتین
193.	生命力	활력점	Жизнедеятельность	انرژی و زنده دلی
194.	機敏	각성점	Бдительность	هوشیاری
195.	不眠症	불면점	Бессоница	بیخوابی
196.	眩暈（めまい感）	현훈점	Головокружение	سرگیجه

© 1995 Copyright by Terry Oleson, Ph.D.

7. 16. 5. Primary French Functional Points

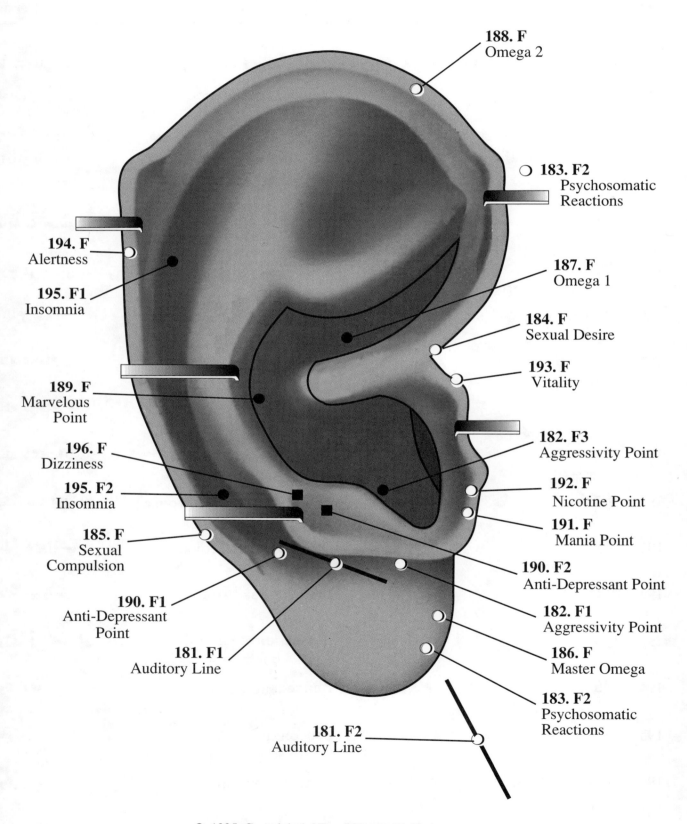

© 1995 Copyright by Terry Oleson, Ph.D.

7. 16. 6. Primary French Functional Points

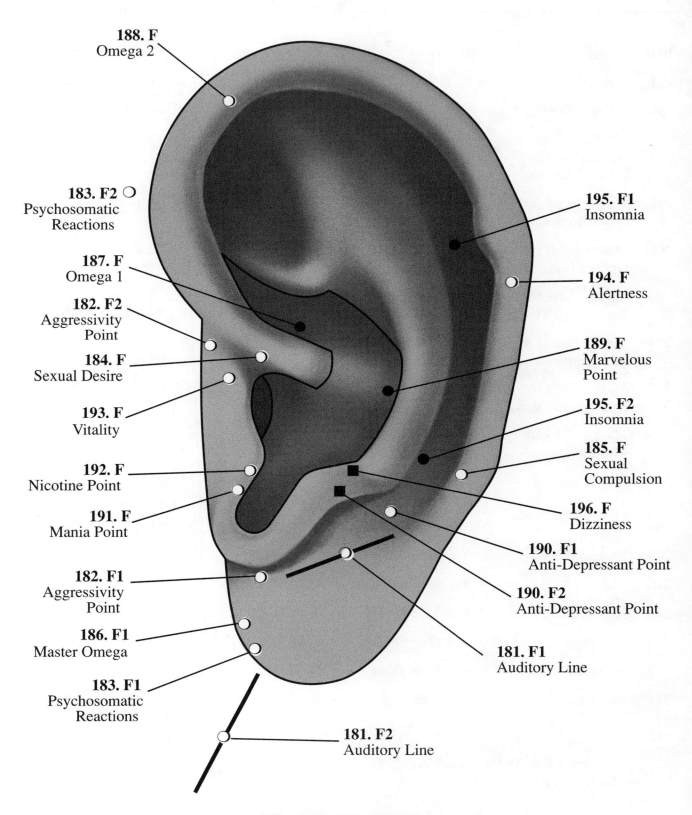

© 1995 Copyright by Terry Oleson, Ph.D.

7.17.1. Secondary French Functional Points

MA	English	Chinese Word	Chinese Script	Auricular Zone MA - AZ
197.	Sneezing	Pen Ti	噴嚏	197. F - LO 5
198.	Weather Point	Qi Hou Dian	氣候點	198. F - HX 3
199.	Laterality Point	Dan Ce Xing Dian	單側性點 (偏重一側點)	199. F - On Jaw
200.	Darwin's Point (*Bodily Defense*)	Da Er Wen Dian	達爾文點	200. F - HX 11
201.	Master Point for Lower Limbs	Xia Zhi Kong Zhi Dian	下肢控制點	201. F - HX 2
202.	Master Point for Upper Limbs	Shang Zhi Kong Zhi Dian	上肢控制點	202. F - HX 15
203.	Master Point for Ectodermal Tissue	Wai Pei Ceng Zu Zhi Kong Dian	外胚層組織控制點	203. F1 - IT 1 203. F4 - PG 10
204.	Master Point for Mesodermal Tissue	Zhong Pei Ceng Zu Zhi Kong Zhi Dian	中胚層組織控制點	204. F1 - IH 5 204. F4 - PP 2
205.	Master Point for Endodermal Tissue	Nei Pei Ceng Zu Zhi Kong Zhi Dian	內胚層組織控制點	205. F - IH 1 / IH 2
206.	Master Point for Metabolism	Xin Chen Dai Xie Zuo Yong Dian	新陳代謝作用點	206. F - LO 5 / LO 7
207.	Prostaglandins	Qian Lie Xian Su	前列腺素	207. F1 - On Head 207. F2 - LO 1 / PL 1
208.	Vitamin C	Wei Sheung Su C	維生素 C	208. F - On Head
209.	Vitamin E	Wei Sheung Su E	維生素 E	209. F - HX 9
210.	Vitamin A	Wei Sheung Su A	維生素 A	210. F - On Neck
211.	Mercury Toxicity	Gong Zhong Du Dian	貢中生毒	211. F - SC 6
212.	Analgesia	Zhi Tong Dian	止痛點	212. F - SC 1
213.	Hypnotic	Cui Mian Dian	催眠點	213. F - HX 13
214.	Memory	Ji Yi Dian	記憶點	214. F1 - LO 1 214. F2 - LO 4 214. F4 - PL 2
215.	Midbrow Intron Point (*Laterality Balance*)	Yin Tang	印堂	215. F - On Forehead

© 1995 Copyright by Terry Oleson, Ph.D.

7. 17. 2. Secondary French Functional Points

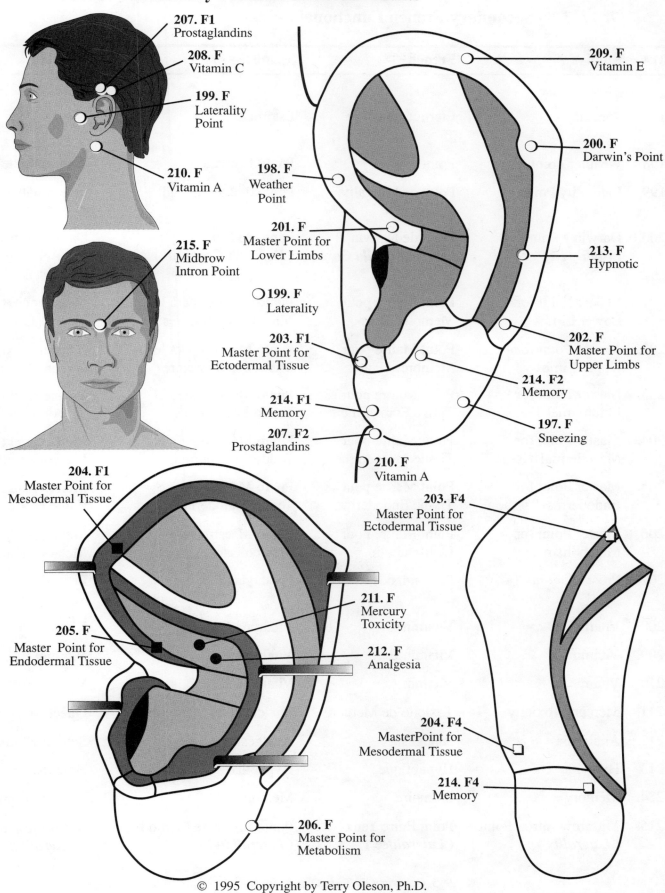

Auricular Microsystem Points

7. 17. 3. Secondary French Functional Points

MA	English	French	Spanish	German
197.	Sneezing	Éternuement	Estornudo	Niesen
198.	Weather Point	Point Climat	Punto Climatico	Wetterpunkte
199.	Laterality Point	Point de Latéralité	Punto de Lateralidad	Lateralitätspunkt
200.	Darwin's Point (*Bodily Defense*)	Point de Darwin (*La Defense du Corp*)	Punto de Darwin (*Defensas Corporal*)	Darwin Punkt (*Abwehrsystem des Körpers*)
201.	Master Point for Lower Limbs	Point Maître pour Membres Bras	Punto Maestro para los Miembros Inferiores	Meisterpunkt der unteren Gliedmaßen
202.	Master Point for Upper Limbs	Point Maître pour Membres Haut	Punto Maestro para los Miembros Superiores	Meisterpunkt der oberen Gliedmaßen
203.	Master Point for Ectodermal Tissue	Point Maître pour Tissue Ectoderme	Punto Maestro para el Tejido Ectodermal	Meisterpunkt des Ektodermen Gewebes
204.	Master Point for Mesodermal Tissue	Point Maître pour Tissue Mesoderme	Punto Maestro para el Tejido Mesodermal	Meisterpunkt des Mesodermen Gewebes
205.	Master Point for Endodermal Tissue	Point Maître pour Tissue Endoderme	Punto Maestro para el Tejido Endodermal	Meisterpunkt des Entodermen Gewebes
206.	Master Point for Metabolism	Point Maître pour Le Metabolie	Punto Maestro para Metabolisar	Meisterpunkt des Metabolismus
207.	Prostaglandins	Prostaglandes	Prostaglandina	Prostata
208.	Vitamin C	Vitamin C	Vitamina C	Vitamin C
209.	Vitamin E	Vitamin E	Vitamina E	Vitamin E
210.	Vitamin A	Vitamin A	Vitamina A	Vitamin A
211.	Mercury Toxicity	Toxicite´de Mercure	Toxicidad de Mercurio	Quecksilbervergiftung
212.	Analgesia	Analgesia	Analgésico	Schmerzlinderungspunk
213.	Hypnotic	Hypnotique	Hypnótico	Hypnosisch
214.	Memory	Memoire	Memoria	Gedächtnispunkt
215.	Midbrow Intron Point (*Laterality*)	Point Entre Yeux (*Latéralité*)	Punto Intron de Medio Frente (*Lateralidad*)	Mittelstirnpunkte (*Lateralität*)

© 1995 Copyright by Terry Oleson, Ph.D.

Auricular Microsystem Points

7.17.4. Secondary French Functional Points

MA	Japanese	Korean	Russian	Persian
197.	くしゃみ	재채기점	Чихание	عطسه
198.	天候点	기후점	Погода	هوا
199.	利き腕点	편마비점	Точка латерализации	پهلو - کناری
200.	ダルウィン点 (体防衛)	다윈씨 점 (신체방어점)	Точка Дарвина	نقطه‌های داروین
201.	下肢の支配点	주하지점	Главная точка нижних конечностей	(دست و پا) عضو پائین بدن
202.	上肢の支配点	주상지점	Главная точка верхних конечностей	(دست و پا) عضو قسمت بالای بدن
203.	外胚葉組織の支配点	주외배엽점	Главная точка эстодермальных тканей	نقطه اصلی بافت‌های خارجی
204.	中胚葉組織の支配点	주중배엽점	Главная точка месодермальных тканей	نقطه‌های اصلی بافت‌های میانی
205.	内胚葉組織の支配点	주내배엽점	Главная точка эндодермальных тканей	باقتهای داخلی
206.	新陳代謝の支配点	주신진대사점	Главная точка обмена веществ	نقطه سوخت و ساز بدن
207.	プラスタグランジン	프로스타그란딘점	Предстательная железа	غده پروستات
208.	ビタミンC	비타민 C 점	Витамин C	ویتامین C
209.	ビタミンE	비타민 E 점	Витамин E	ویتامین E
210.	ビタミンA	비타민 A 점	Витамин A	ویتامین A
211.	水銀毒性	수은해독점	Ртутное отравление	مسموم شدن از جیوه
212.	鎮痛	무통점	Обезболивание	بی‌حسی نسبت به درد
213.	催眠	최면점	Гипноз	خواب آور
214.	記憶	기억점	Память	حافظه
215.	前頭中央イントロン点 (利き腕バランス)	이마중심인트론점	Межбровная точка	نقطه دفاعی بدن

© 1995 Copyright by Terry Oleson, Ph.D.

158

7.17.5. Secondary French Functional Points

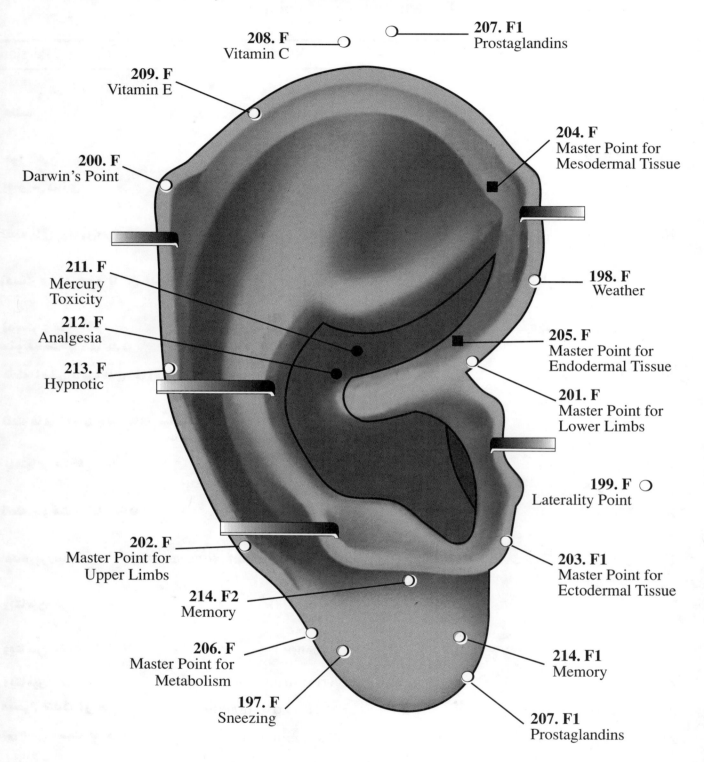

7.17.6. Secondary French Functional Points

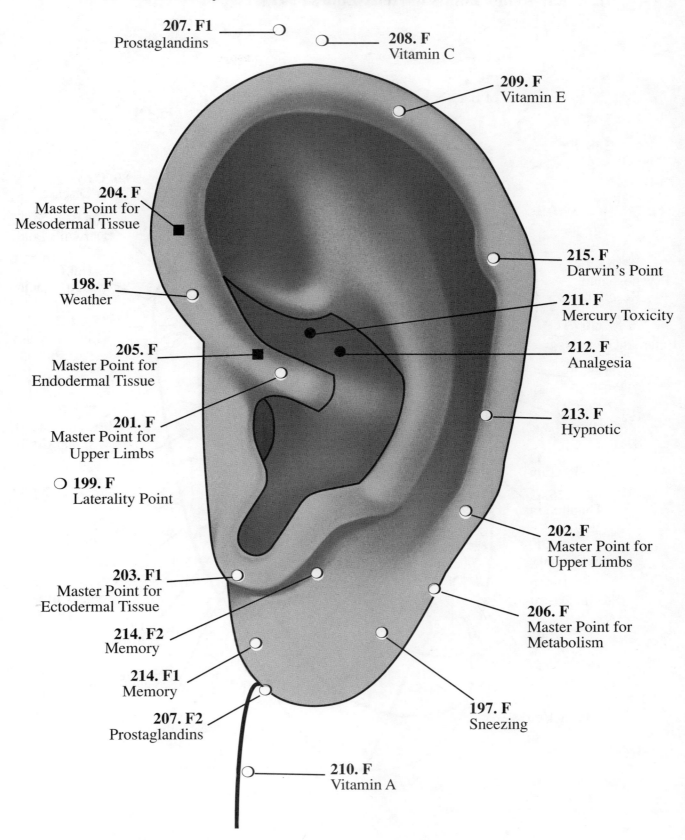

© 1995 Copyright by Terry Oleson, Ph.D.

8.01. Ear Reflex Points in Helix Zones (HX)

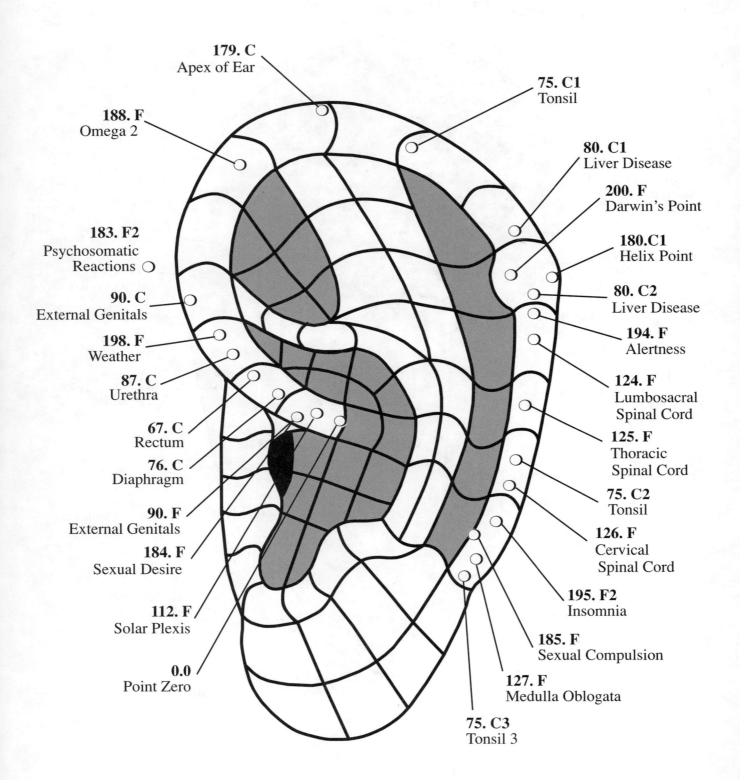

8.02. Ear Reflex Points in Internal Helix Zones (IH)

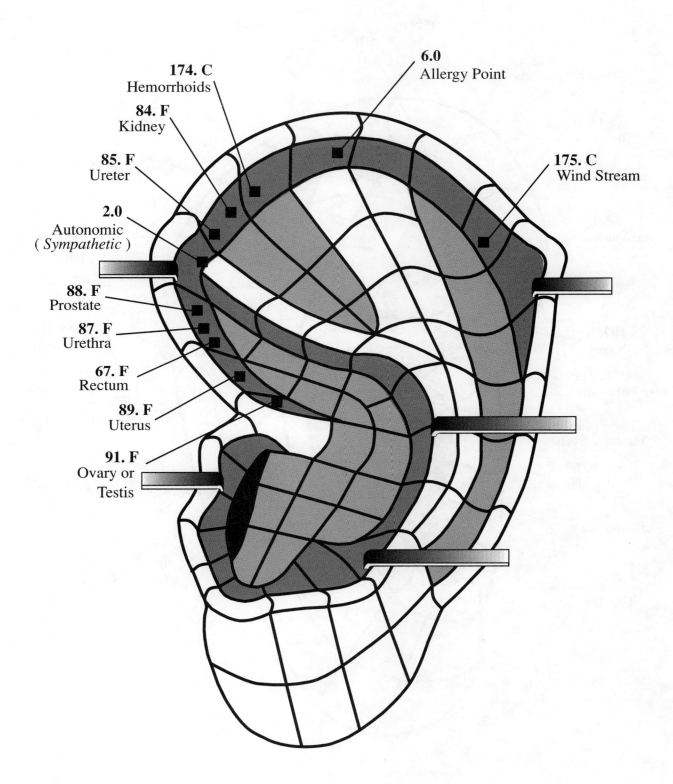

© 1995 Copyright by Terry Oleson, Ph.D.

8.03. Ear Reflex Points in Antihelix Zones (AH)

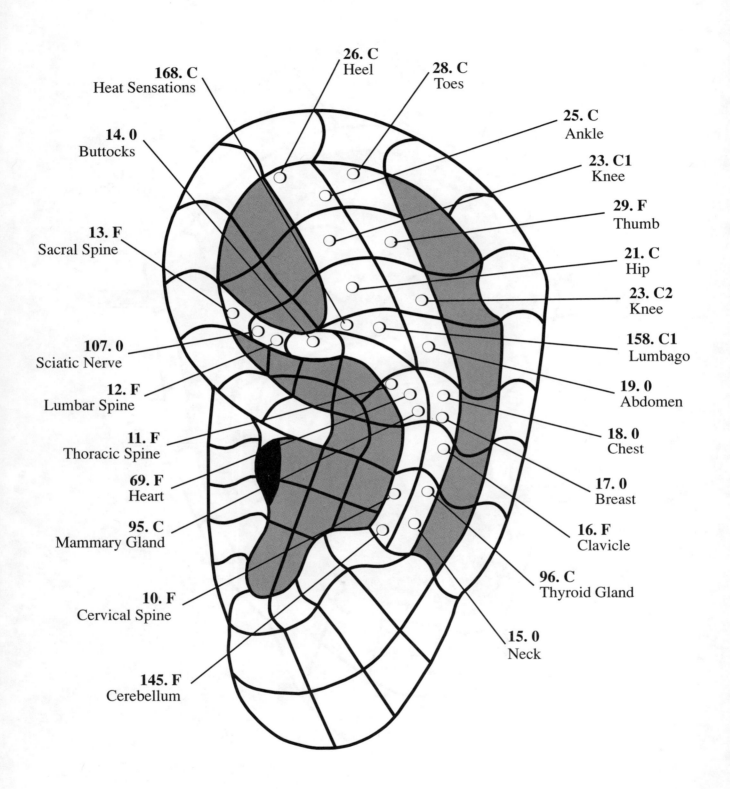

8.04. Ear Reflex Points in Lobe Zones (LO)

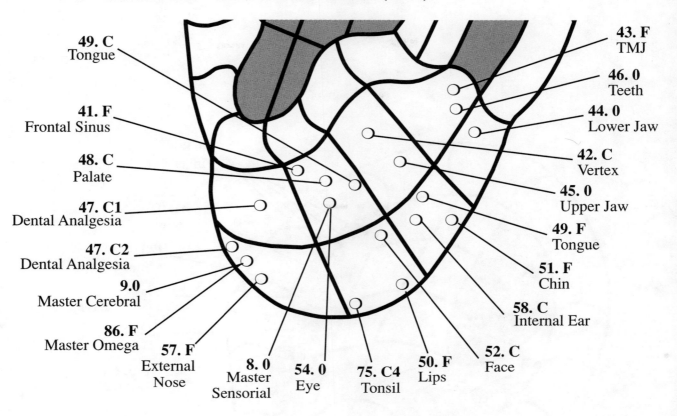

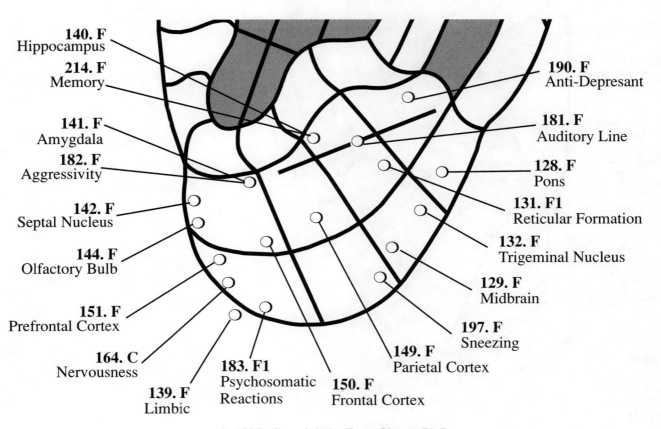

© 1995 Copyright by Terry Oleson, Ph.D.

164

8.05. Ear Reflex Points in Scaphoid Fossa Zones (SF)

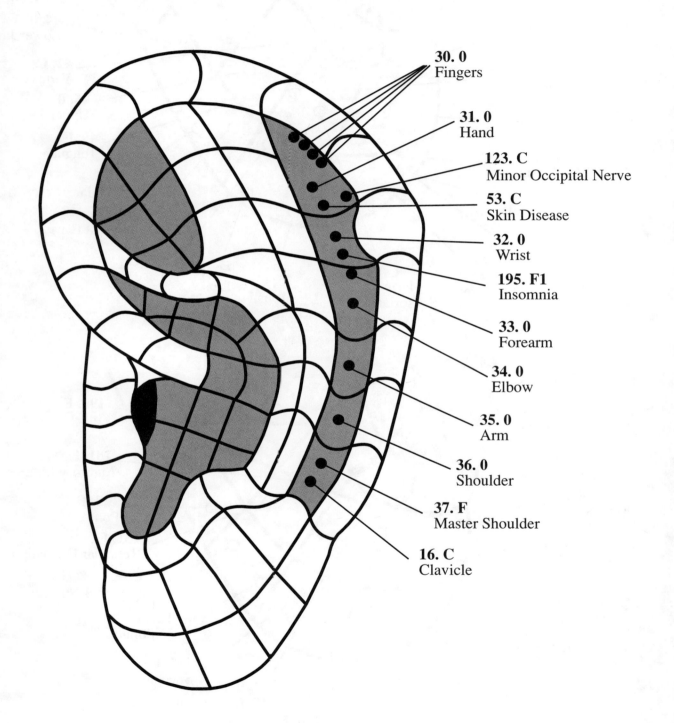

© 1995 Copyright by Terry Oleson, Ph.D.

8.06. Ear Reflex Points in Triangular Fossa Zones (TF)

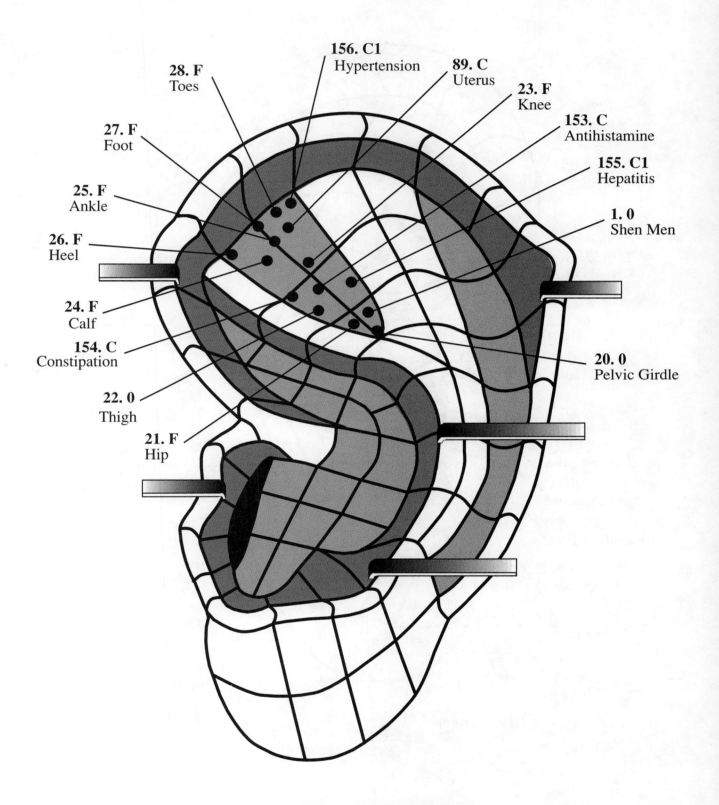

© 1995 Copyright by Terry Oleson, Ph.D.

8.07. Ear Reflex Points in Tragus Zones (TG), Antitragus Zones (AT), and Intertragic Notch Zones (IT)

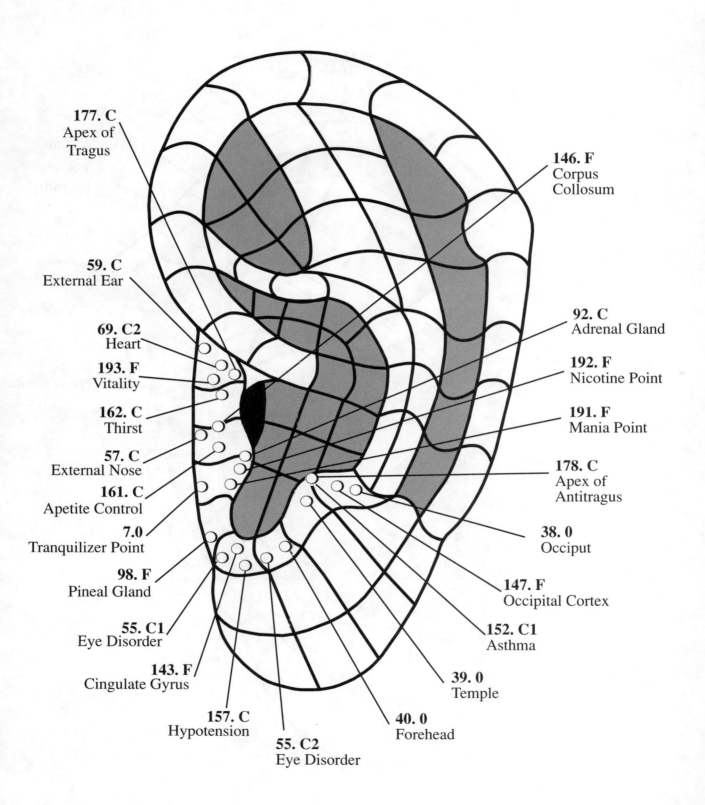

© 1995 Copyright by Terry Oleson, Ph.D.

8.08. Ear Reflex Points in Subtragus Zones (ST), Intertragic Notch Zones (IT), and Concha Wall Zones (CW)

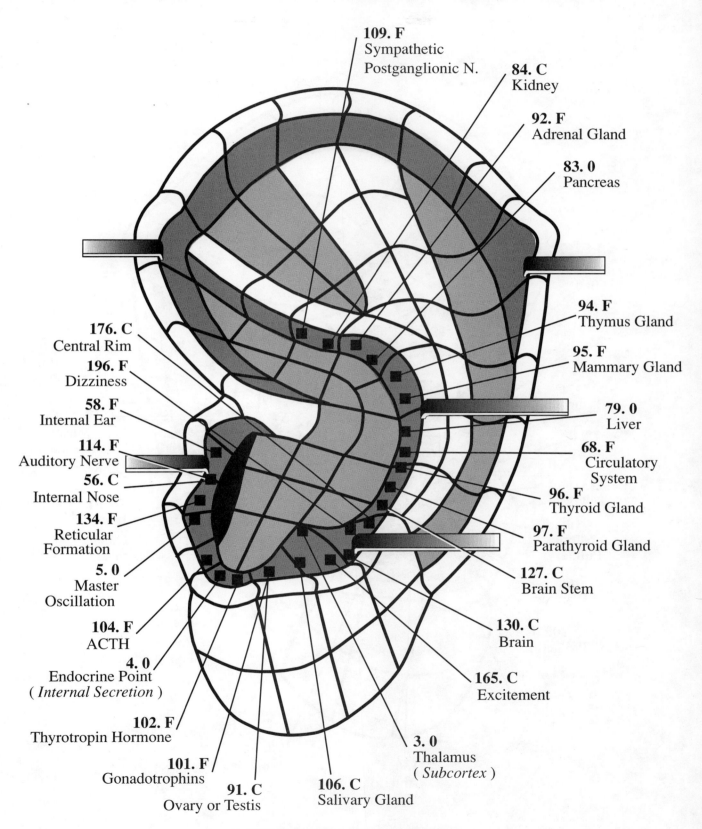

© 1995 Copyright by Terry Oleson, Ph.D.

8.09. Ear Reflex Points in Inferior Concha Zones (IC)

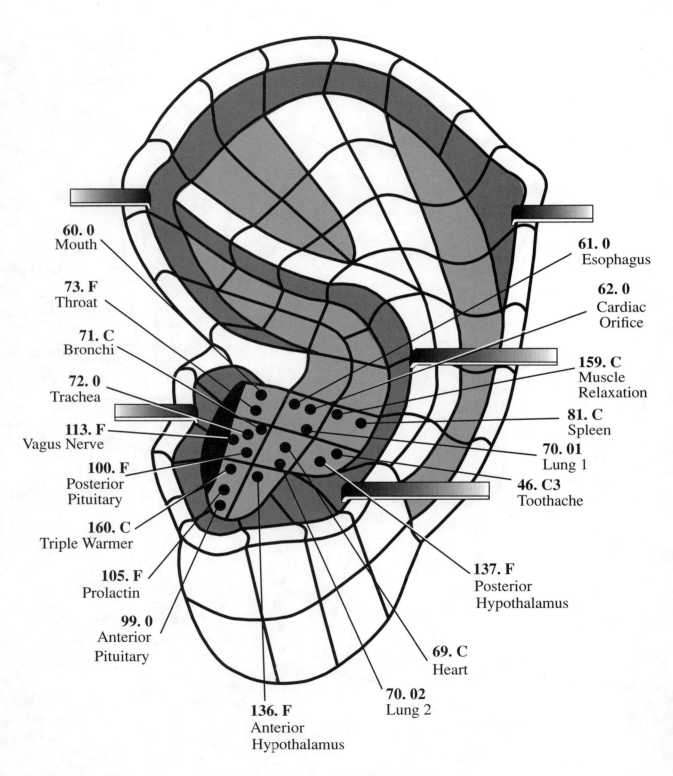

8.10. Ear Reflex Points in Superior Concha Zones (SC) and Concha Ridge Zones (CR)

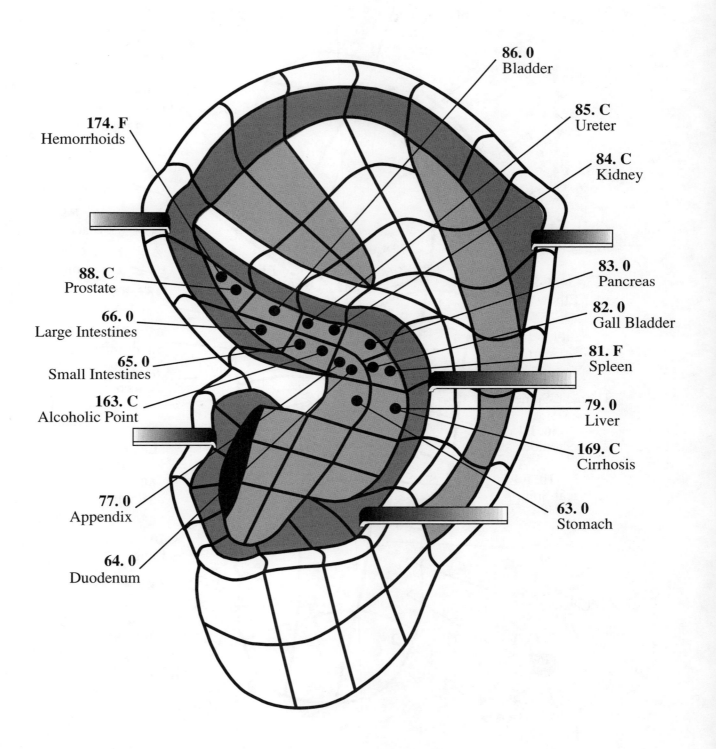

© 1995 Copyright by Terry Oleson, Ph.D.

170 8. 11. **Somatic Ear Reflex Points in Posterior Auricular Zones**
(PP)   (PL)   (PC)   (PT)   (PG)

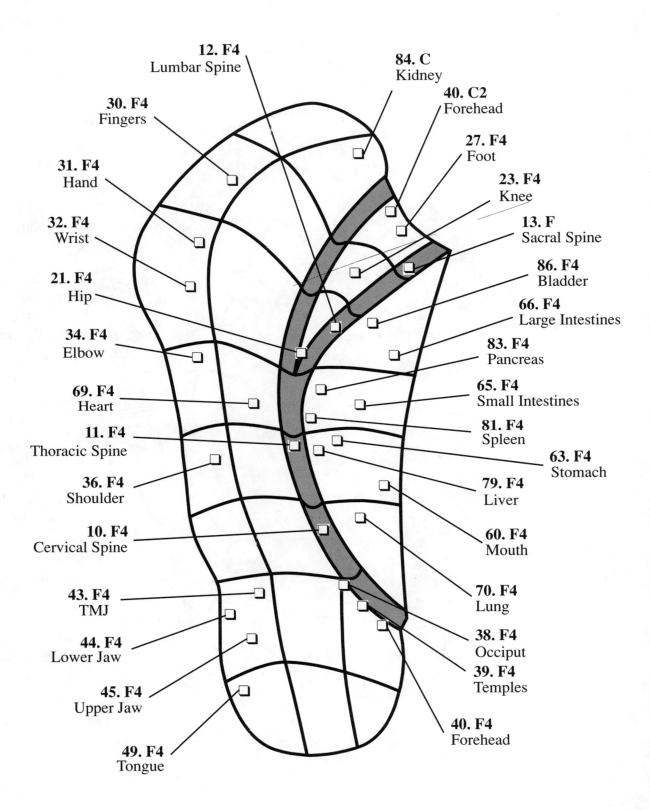

© 1995 Copyright by Terry Oleson, Ph.D.

8.12. Neural Ear Reflex Points in Posterior Auricular Zones
(PP)   (PL)   (PC)   (PT)   (PG)

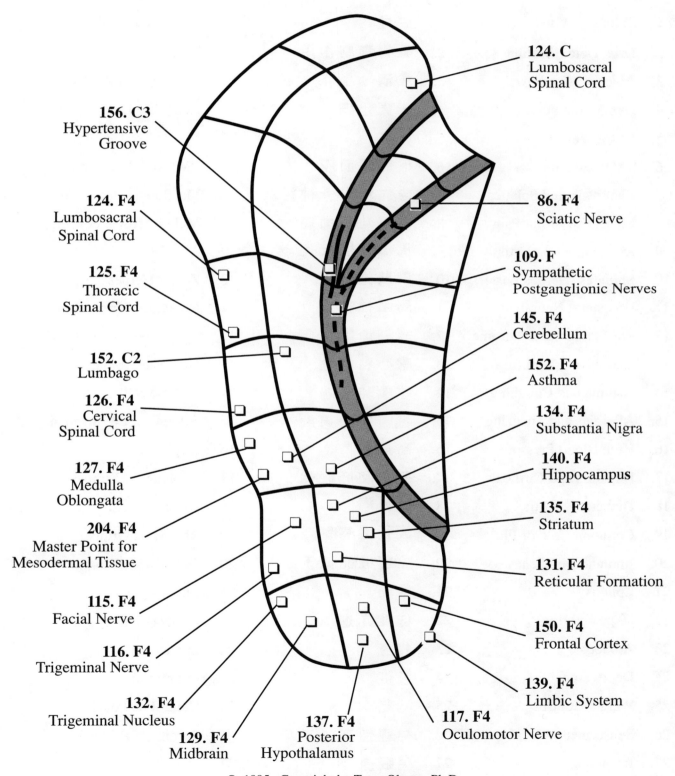

© 1995 Copyright by Terry Oleson, Ph.D.

9.1.1. Auriculotherapy Treatment Plans

English	Chinese	French
1. Smoking Withdrawal	1. 戒煙	1. Abstention de Fumée
2. Drug Detoxification	2. 藥物毒副作用	2. Detoxification de Drogue
3. Alcohol Withdrawal	3. 戒酒	3. Abstention d'Alcool
4. Dental Analgesia	4. 牙痛止痛	4. Analgésie Dentaire
5. Headaches	5. 頭痛	5. Mal de Tête
6. TMJ Jaw Pain	6. 下頜關節痛	6. TMJ Mal de Machoire
7. Back Pain and Sciatica	7. 背痛和坐骨神經痛	7. Mal du Dos et Sciatique
8. Muscle and Joint Pain	8. 關節和肌肉痛	8. Mal de Muscle et Joint
9. Rheumatoid Arthritis	9. 風濕性關節炎	9. Arthrite Rhumatoïde
10. Shingles (Herpes Zoster)	10. 帶狀皰疹	10. Zona (Herpès Zoster)
11. Peripheral Neuralgia	11. 周圍神經炎	11. Névralgie Périphérique
12. Pre-Menstrual Syndrome	12. 經期前綜合症	12. Syndrome Prémenstruel
13. Nausea and Vomiting	13. 噁心和嘔吐	13. Nausée et Vomie
14. Asthma and Coughing	14. 咳嗽和氣喘	14. Asthme et Toux
15. Allergies and Sneezing	15. 打噴嚏和過敏	15. Allergie et Éternuement
16. High Blood Pressure	16. 高血壓	16. Hypertension
17. Hepatitis and Cirrhosis	17. 肝炎和肝硬化	17. Hépatite et Cirrhose
18. Diabetes Mellitis	18. 糖尿病	18. Diabète Sucré
19. Common Cold or Flu	19. 流行性感冒	19. Rhume ou Grippe
20. Immune Deficiency	20. 免疫機能低下	20. Déficience d'Immunisé
21. Epilepsy	21. 癲癇	21. Épilepsie
22. Hyperactivity	22. 機能亢進	22. Hyperactivité
23. Anxiety	23. 焦慮	23. Inquiétude
24. Depression	24. 壓仰	24. Dépression
25. Weight Control	25. 減肥	25. Control de Poids
26. Sensorineural Deafness	26. 神經性耳聾	26. Surdité de Perception
27. Insomnia	27. 失眠症	27. Insomnie

9. 1. 2. Auriculotherapy Treatment Plans

Spanish	German
1. Abstinencia de Fumar	1. Rauchentwöhnung
2. Detoxificación de Drogas	2. Drogenentwöhnung
3. Abstinencia de Tomar Alcohol	3. Alkoholentwöhnung
4. Analgesia Dental	4. Zahnanalgesie
5. Cefalea	5. Kopfschmerzen
6. TMJ Dolor en la Maníbula	6. TMJ Kieferschmerzen
7. Dolor de Espalda y Ciática	7. Rückenschmerzen und Ischias
8. Dolor de Músculos y Articulaciones	8. Muskelschmerzen und Gelenkschmerzen
9. Artritis Reumatoide	9. Rheumatische Gelenkentzündung
10. Herpes Zóster	10. Gürtelrose (Schuppen)
11. Neuralgia Periférica	11. Periphere Neuralgie
12. Síndrome Premenstrual	12. Prämenstruelles Syndrom
13. Náusea y Vomito	13. Übelkeit und Erbrechen
14. Asma y Tocer	14. Asthma und Husten
15. Alergias y Estornudo	15. Allergien und Niesen
16. Presión Alta	16. Hypertonie
17. Hepatitis y Cirrosis	17. Hepatitis und Zirrhose
18. Diabetes Melitis	18. Diabetes Mellitus
19. Resfriado y Influenza	19. Erkältung oder Grippe
20. Deficiencia en la Sistema de Inmunidad	20. Immunschwäche
21. Epilepsia	21. Epilepsie
22. Hiperactividad	22. Überaktivität
23. Ansiedad	23. Angst
24. Depresión	24. Depression
25. Control de Peso	25. Gewichtskontrolle
26. Sordura Sensorineural	26. Empfindungsnerventaubheit
27. Insomnia	27. Schlaflosigkeit

9.1.3. Auriculotherapy Treatment Plans

English	Japanese	Korean
1. Smoking Withdrawal	1. 煙草の禁断症状	1. 금연
2. Drug Detoxification	2. 薬物の無毒化	2. 중독성 약물 해독
3. Alcohol Withdrawal	3. アルコール禁断症状	3. 금주
4. Dental Analgesia	4. 歯痛覚欠如	4. 치과 마취
5. Headaches	5. 頭痛	5. 두통
6. TMJ Jaw Pain	6. 側頭下顎間関節痛	6. 턱 관절통
7. Back Pain and Sciatica	7. 腰痛と座骨神経痛	7. 요배통 및 좌골 신경통
8. Muscle and Joint Pain	8. 筋肉と関節の痛み	8. 근육 및 관절통
9. Rheumatoid Arthritis	9. リューマチ性神経痛	9. 류마치스성 관절염
10. Shingles (Herpes Zoster)	10. 帯状疱疹	10. 대상 포진
11. Peripheral Neuralgia	11. 末梢神経痛	11. 말초 신경통
12. Pre-Menstrual Syndrome	12. 生理痛	12. 생리전 증후군
13. Nausea and Vomiting	13. 悪心と吐き気	13. 오심과 구토
14. Asthma and Coughing	14. 喘息と咳	14. 천식과 기침
15. Allergies and Sneezing	15. アレルギー・くしゃみ	15. 앨러지와 재채기
16. High Blood Pressure	16. 高血圧	16. 고혈압
17. Hepatitis and Cirrhosis	17. 肝炎と肝硬変	17. 간염과 간경화
18. Diabetes Mellitis	18. 糖尿病	18. 진성 당뇨병
19. Common Cold or Flu	19. 風邪と流行性感冒	19. 일반 감기 혹은 독감
20. Immune Deficiency	20. 免疫不全	20. 면역 결핍
21. Epilepsy	21. 癲癇	21. 간질병
22. Hyperactivity	22. 過剰行動	22. 기능 항진
23. Anxiety	23. 不安	23. 불안
24. Depression	24. 鬱病	24. 우울
25. Weight Control	25. 体重コントロール	25. 체중 조절
26. Sensorineural Deafness	26. 感覚神経麻痺	26. 지각 신경성 귀머거리
27. Insomnia	27. 不眠症	27. 불면

9. 1. 4. Auriculotherapy Treatment Plans

English	Russian	Persian
1. Smoking Withdrawal	1. Прекращение курения	1. ترک سیگار
2. Drug Detoxification	2. Детоксиказия от наркотиков	2. رفع مسمومیت با دارو
3. Alcohol Withdrawal	3. Прекращение употребления алкоголя	3. ترک کردن الکل – بازگرفتن الکل
4. Dental Analgesia	4. Зубное обезболивание	4. بی‌دردی در دندان
5. Headaches	5. Головная боль	5. سردرد
6. TMJ Jaw Pain	6. Боль челюстных суставов	6. درد آرواره (درد تی. ام. جی)
7. Back Pain and Sciatica	7. Поясничная боль и ишиаз	7. درد کمر و سیاتیک
8. Muscle and Joint Pain	8. Боль в мускулах и суставах	8. درد عضله و مفصل
9. Rheumatoid Arthritis	9. Ревматоидный артрит	9. رماتیسم الت روز – رماتیسم مفاصل
10. Shingles (Herpes Zoster)	10. Опоясывающий лишай	10. درد شدید اعصاب
11. Peripheral Neuralgia	11. Периферическая невралгия	11. دور عصبی که پخش بشود
12. Pre-Menstrual Syndrome	12. Предменструальный синдром	12. ناراحتی قبل از قاعدگی
13. Nausea and Vomiting	13. Тошнота и рвота	13. حالت تهوع – استفراغ کردن
14. Asthma and Coughing	14. Астма и кашель	14. نفس تنگی – آسم – سرفه
15. Allergies and Sneezing	15. Аллергия и чихание	15. حساسیت و عطسه کردن
16. High Blood Pressure	16. Высокое кровяное давление	16. بالا بودن فشار خون
17. Hepatitis and Cirrhosis	17. Гепатит и цирроз	17. بیماری کبدی
18. Diabetes Mellitis	18. Диабет	18. بیماری قند
19. Common Cold or Flu	19. Простуда и грипп	19. سرماخوردگی معمولی یا فلو
20. Immune Deficiency	20. Имунный дефицит	20. کمبود سیستم دفاعی بدن
21. Epilepsy	21. Эпилепсия	21. صرع – بیهوشی
22. Hyperactivity	22. Повышенная возбудимость	22. فعالیت بیش از اندازه
23. Anxiety	23. Беспокойство	23. اضطراب – نگرانی
24. Depression	24. Депрессия	24. افسردگی – پریشانی
25. Weight Control	25. Контроль веса	25. کنترل وزن
26. Sensorineural Deafness	26. Невралгическая глухота	26. کری حسی
27. Insomnia	27. Бессоница	27. بیخوابی

9.1.5. Primary Auricular Points for Addictions and Compulsive Behaviors

Five NADA Points developed by Michael Smith, MD, of Lincoln Hospital in New York City and by the National Acupuncture Detoxification Association:

Shen Men, Sympathetic, Lung, Liver, Kidney

Six Foundation Points utilized by Jay Holder, MD, PhD, LAc of Miami Florida:

Point Zero, Shen Men, Sympathetic, Kidney, Brain, Limbic

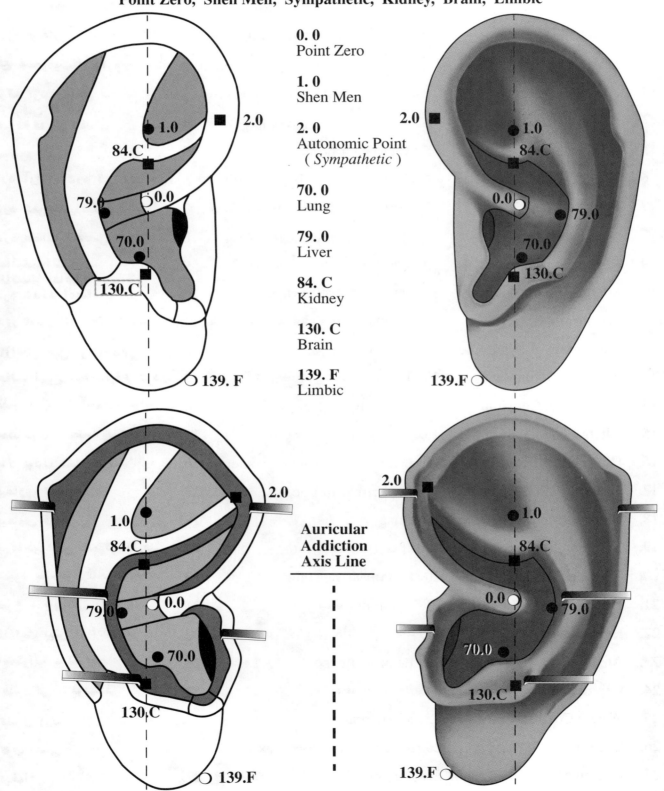

0. 0 Point Zero

1. 0 Shen Men

2. 0 Autonomic Point (*Sympathetic*)

70. 0 Lung

79. 0 Liver

84. C Kidney

130. C Brain

139. F Limbic

Auricular Addiction Axis Line

9.2.01. Auriculotherapy Treatment Plan # 1
Smoking Withdrawal

ICD-9-CM: **305.1**

English: Smoking Withdrawal
Chinese: 戒煙
French: Abstention de Fumée
Spanish: Abstinecia de Fumar
German: Rauchentwöhnung
Japanese: 煙草の禁断症状
Korean: 금연
Russian: Прекращение курения
Persian: ترک سیگار

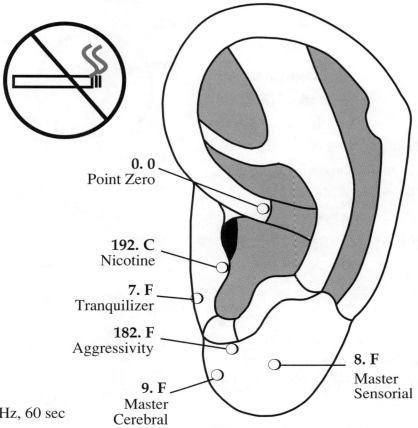

TAS Transcutaneous Auricular Stimulation Procedures

AP Anatomic Points
  60. Mouth @ 5 Hz, 10 sec
  70. Lung @ 5 Hz, 30 sec & 80 Hz, 60 sec
 192. Nicotine @ 20 Hz, 20 sec

MP Master Points
   0. Point Zero @ 10 Hz, 20 sec
   1. Shen Men @ 10 Hz, 20 sec
   2. Autonomic @ 20 Hz, 20 sec
   5. Oscillation @ 2.5 Hz, 10 sec
   7. Tranquilizer @ 20 Hz, 10 sec
   8. Sensorial @ 160 Hz, 10 sec
   9. Cerebral @ 160 Hz, 10 sec

FP Functional Points
  84. Kidney @ 5 Hz, 10 sec
 113. Vagus Nerve @ 40 Hz, 10 sec
 130. Brain @ 80 Hz, 20 sec
 139. Limbic @ 80 Hz, 20 sec
 182. Aggressivity @ 80 Hz, 20 sec

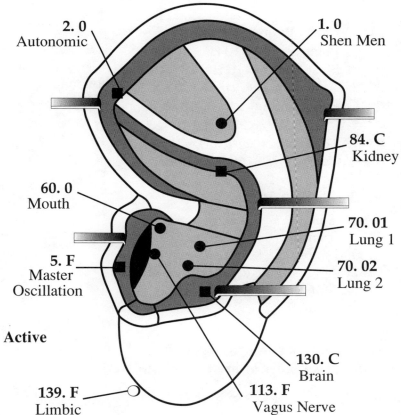

Only treat those Ear Reflex Points which are Tender or are Electrically Active

© 1995 Copyright by Terry Oleson, Ph.D.

9.2.02. Auriculotherapy Treatment Plan # 2
Drug Detoxification

ICD-9-CM: **305.4, 305.5, 305.6, 305.7**

English: Drug Detoxification
Chinese: 藥物毒副作用
French: Détoxification de Drogue
Spanish: Detoxificación de Drugas
German: Drogenentwöhnung
Japanese: 薬物の無毒化
Korean: 중독성 약물 해독
Russian: Детоксиказия от наркотиков
Persian: دفع مسمومیت با دارو

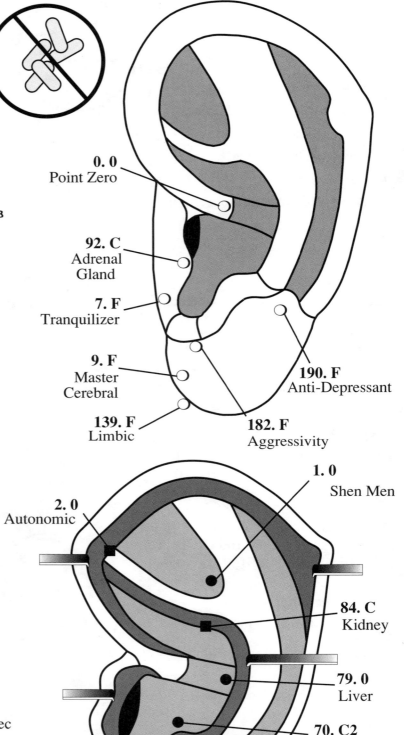

TAS Transcutaneous Auricular Stimulation Procedures

AP Anatomic Points
 70. Lung @ 80 Hz, 60 sec
 79. Liver @ 5 Hz, 10 sec
 84. Kidney @ 5 Hz, 10 sec

MP Master Points
 0. Point Zero @ 10 Hz, 20 sec
 1. Shen Men @ 10 Hz, 20 sec
 2. Autonomic @ 20 Hz, 20 sec
 4. Endocrine @ 20 Hz, 10 sec
 5. Oscillation @ 2.5 Hz, 10 sec
 7. Tranquilizer @ 20 Hz, 10 sec
 9. Cerebral @ 160 Hz, 10 sec

FP Functional Points
 92. Adrenal @ 20 Hz, 10 sec
 130. Brain @ 80 Hz, 20 sec
 139. Limbic @ 80 Hz, 20 sec
 182. Aggressivity @ 80 Hz, 20 sec
 190. Anti-Depressant @ 80 Hz, 20 sec

Only treat those Ear Reflex Points which are Tender or are Electrically Active

© 1995 Copyright by Terry Oleson, Ph.D.

9. 2. 03. Auriculotherapy Treatment Plan # 3
Alcohol Withdrawal

ICD-9-CM: **291.4, 305.0**

English: Alcohol Withdrawal
Chinese: 戒酒
French: Abstention d'Alcool
Spanish: Abstinecia de Tomar Alcohol
German: Alkoholentwöhnung
Japanese: アルコール禁断症状
Korean: 금주
Russian: Прекращение употребления алкоголя
Persian: ترک کردن الکل - بازگرفتن الکل

TAS Transcutaneous Auricular Stimulation Procedures

AP Anatomic Points
- 70. Lung @ 80 Hz, 60 sec
- 79. Liver @ 5 Hz, 10 sec
- 163. Alcoholic @ 5 Hz, 10 sec

MP Master Points
- 0. Point Zero @ 10 Hz, 20 sec
- 1. Shen Men @ 10 Hz, 20 sec
- 2. Autonomic @ 20 Hz, 20 sec
- 4. Endocrine @ 20 Hz, 10 sec
- 5. Oscillation @ 2.5 Hz, 10 sec
- 7. Tranquilizer @ 20 Hz, 10 sec
- 9. Cerebral @ 160 Hz, 10 sec

FP Functional Points
- 84. Kidney @ 5 Hz, 10 sec
- 92. Adrenal @ 20 Hz, 10 sec
- 130. Brain @ 80 Hz, 10 sec
- 139. Limbic @ 80 Hz, 10 sec
- 162. Thirst @ 20 Hz, 20 sec
- 182. Aggressivity @ 80 Hz, 20 sec
- 190. Anti-Depressant @ 80 Hz, 20 sec

Only treat those Ear Reflex Points which are Tender or are Electrically Active

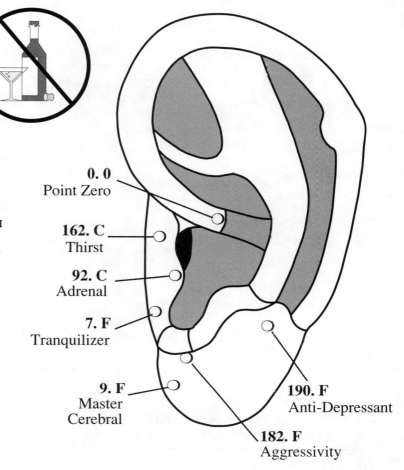
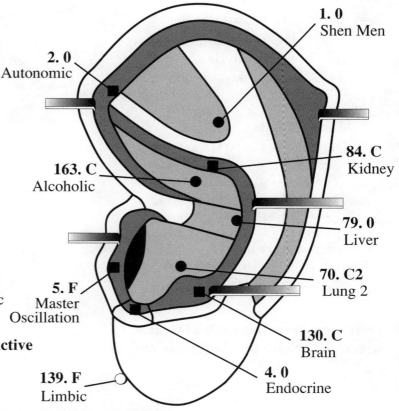

© 1995 Copyright by Terry Oleson, Ph.D.

9. 2. 04. Auriculotherapy Treatment Plan # 4
Dental Analgesia

ICD-9-CM: 525.9

English: Dental Analgesia
Chinese: 牙痛止痛
French: Analgésie Dentaire
Spanish: Analgesia Dental
German: Zahnanalgesie
Japanese: 歯痛覚欠如
Korean: 치과 마취
Russian: Зубное обезболивание
Persian: بی‌دردی در دندان

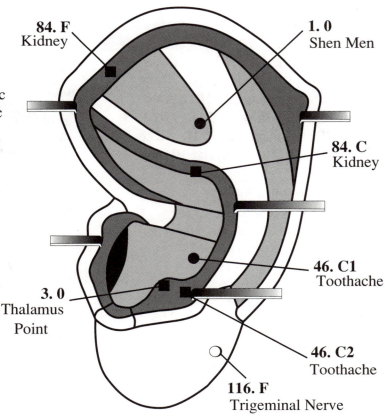

TAS Transcutaneous Auricular Stimulation Procedures

AP Anatomic Points
- 44. Lower Jaw @ 10 Hz, 20 sec
- 45. Upper Jaw @ 10 Hz, 20 sec
- 46. Toothache @ 10 Hz, 20 sec
- 47. Dental Analgesia @ 160 Hz, 20 sec
- 116. Trigeminal Nerve @ 80 Hz, 20 sec

MP Master Points
- 0. Point Zero @ 10 Hz, 20 sec
- 1. Shen Men @ 10 Hz, 20 sec
- 2. Thalamus @ 80 Hz, 20 sec
- 7. Tranquilizer @ 20 Hz, 20 sec
- 8. Sensorial @ 160 Hz, 20 sec

FP Functional Points
- 38. Occiput @ 10 Hz, 10 sec
- 84. Kidney @ 5 Hz, 10 sec

Only treat those Ear Reflex Points which are Tender or Electrically Active

© 1995 Copyright by Terry Oleson, Ph.D.

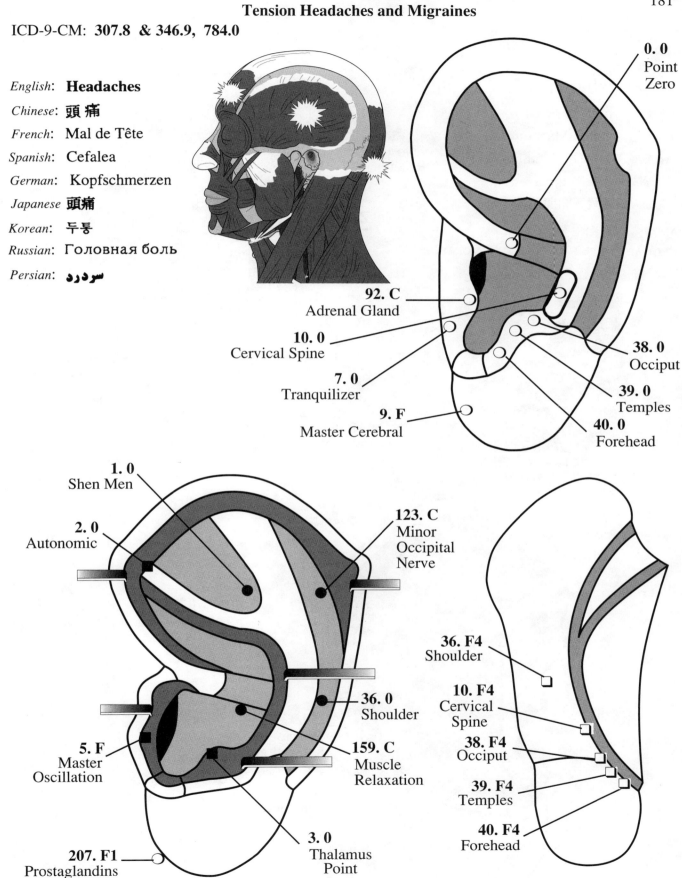

9.2.06. Auriculotherapy Treatment Plan # 6
TMJ Jaw Pain

ICD-9-CM: **524.6**

English: TMJ Jaw Pain
Chinese: 下頜關節痛
French: Mal de Machoire
Spanish: Delor de Manîbula
German: Kiferschmerzen
Japanese: 側頭下顎間関節痛
Korean: 턱 관절통
Russian: Боль челюстных суставов
Persian: درد آرواره (درد تی.ام.جی)

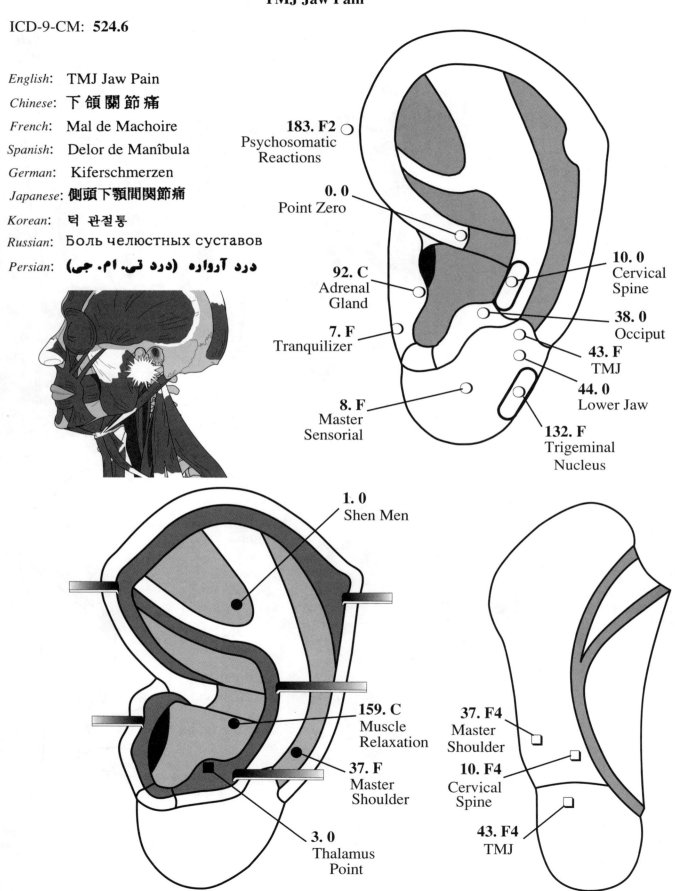

© 1995 Copyright by Terry Oleson, Ph.D.

9.2.07. Auriculotherapy Treatment Plan # 7
Back Pain and Sciatica

ICD-9-CM: **724.1, 724.2, 724.3**

English: Back Pain and Sciatica
Chinese: 背痛和坐骨神經痛
French: Mal du Dos et Sciatique
Spanish: Dolor de Espalda y Ciática
German: Rückenschmerzen und Ischias
Japanese: 腰痛と座骨神経痛
Korean: 요배통 및 좌골 신경통
Russian: Поясничная боль и ишиаз
Persian: درد کمر و سیاتیک

14. 0 Buttocks
158. C1 Lumbago
107. 0 Sciatic Nerve
200. F Darwin's Point
12. F1 Lumbar Spine
11. F1 Thoracic Spine
0. 0 Point Zero
92. C Adrenal Gland

84. F Kidney
2. 0 Autonomic
1. 0 Shen Men
109. F Sympathetic Postganglionic Nerves
84. C Kidney
159. C Muscle Relaxation
3. 0 Thalamus Point

107. F4 Sciatic Nerve
12. F4 Lumbar Spine
14. F4 Buttocks
11. F4 Thoracic Spine
158. C2 Lumbago

© 1995 Copyright by Terry Oleson, Ph.D.

9.2.08. Auriculotherapy Treatment Plan # 8
Muscle and Joint Pain

ICD-9-CM: 345.0, 726.0, 726.3, 726.6, 729.0, 731.5, 781.0, 841.0, 842.0, 844.0, 845.0

English: Muscle and Joint Pain
Chinese: 關節和肌肉痛
French: Mal de Muscle et Joint
Spanish: Dolor de Músculos y Articulation
German: Muskel- und Gelenkschmerzen
Japanese: 筋肉と関節の痛み
Korean: 근육 및 관절통
Russian: Боль в мускулах и суставах
Persian: درد عضلله و مفصل

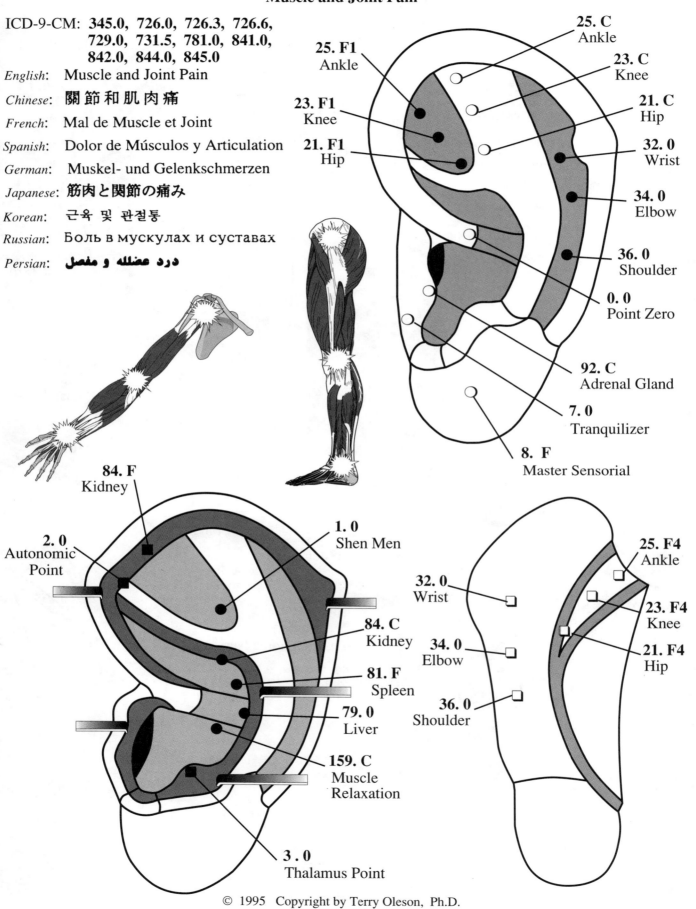

© 1995 Copyright by Terry Oleson, Ph.D.

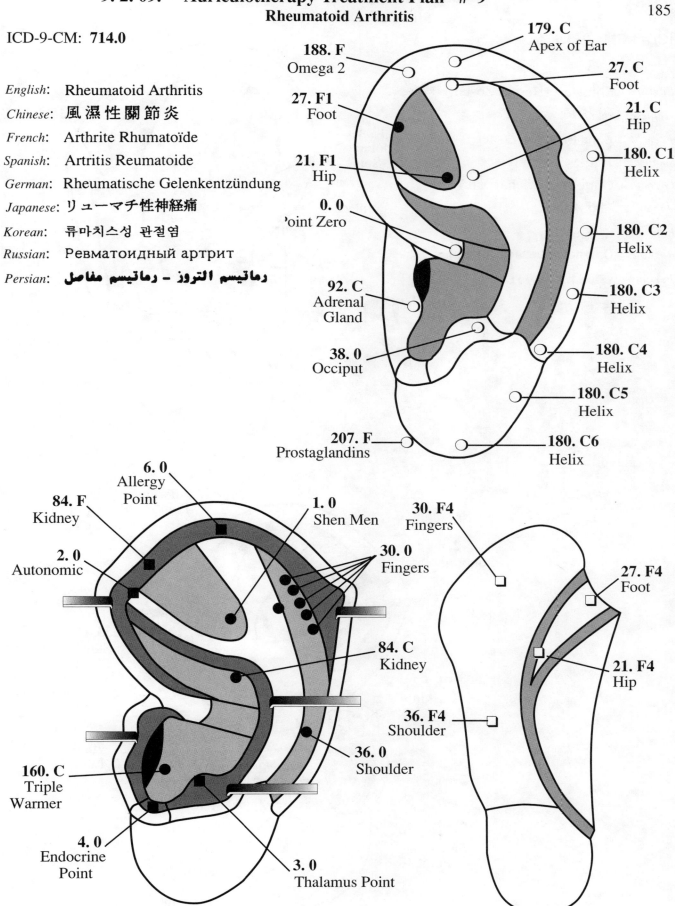

9.2.10. Auriculotherapy Treatment Plan #10
Shingles (Herpes Zoster)

ICD-9-CM: 053.9

English: Shingles (Herpes Zoster)
Chinese: 帶狀皰疹
French: Zona (Herpès Zoster)
Spanish: Herpes Zóster
German: Gürtelrose (Schuppen)
Japanese: 帯状疱疹
Korean: 대상 포진
Russian: Опоясывающий лишай
Persian: درد شدید اعصاب

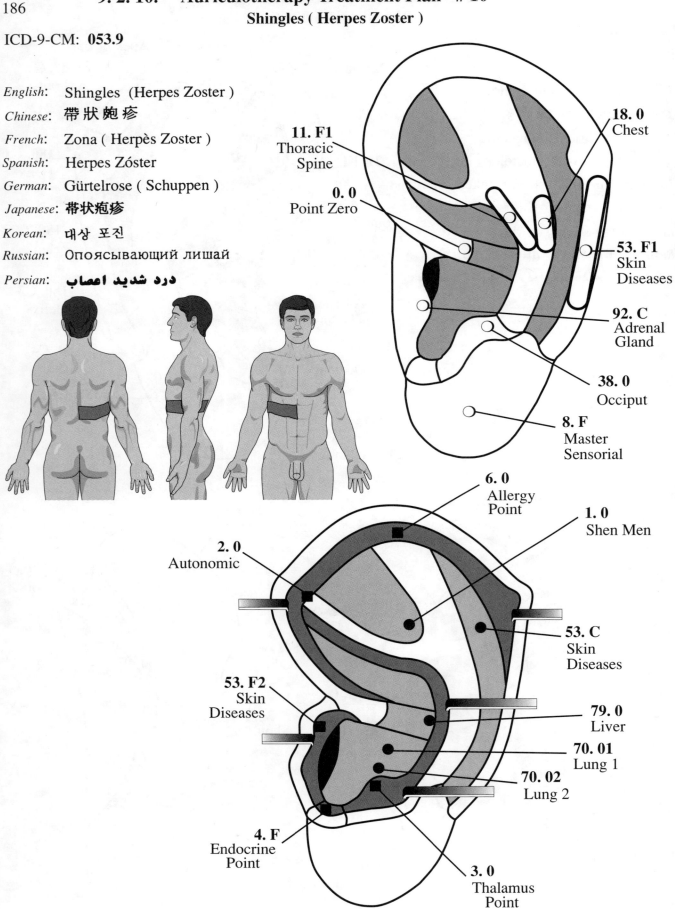

11. F1 Thoracic Spine
18. 0 Chest
0. 0 Point Zero
53. F1 Skin Diseases
92. C Adrenal Gland
38. 0 Occiput
8. F Master Sensorial
6. 0 Allergy Point
1. 0 Shen Men
2. 0 Autonomic
53. C Skin Diseases
53. F2 Skin Diseases
79. 0 Liver
70. 01 Lung 1
70. 02 Lung 2
4. F Endocrine Point
3. 0 Thalamus Point

© 1995 Copyright by Terry Oleson, Ph.D.

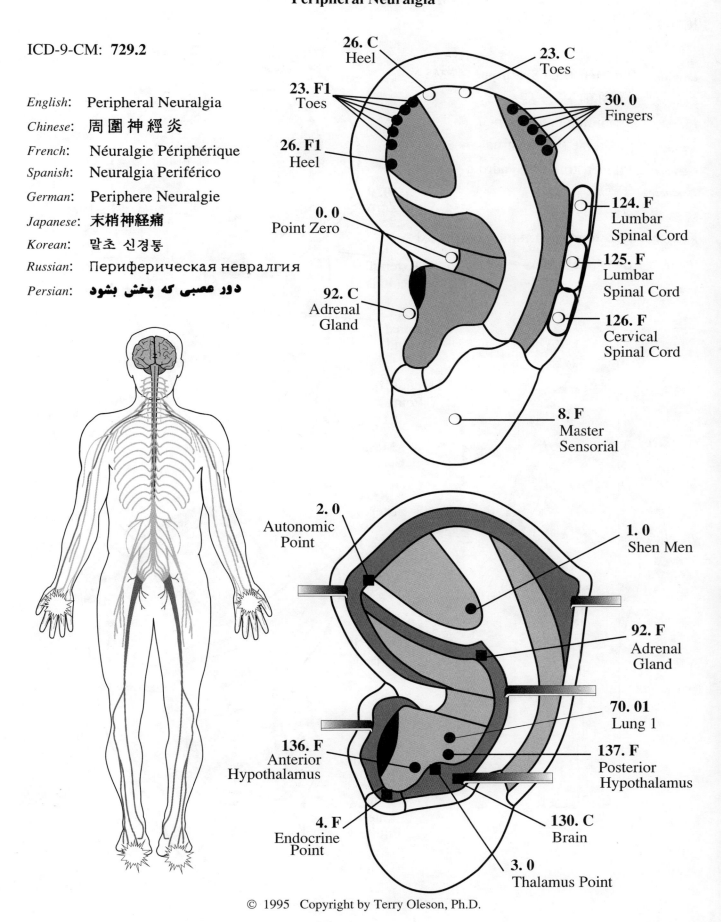

9.2.12. Auriculotherapy Treatment Plan #12
Pre-Menstrual Syndrome (PMS)

ICD-9-CM: 625.4

English: Pre-Menstrual Syndrome (PMS)
Chinese: 經期前綜合症
French: Syndrome Prémenstrual
Spanish: Síndrome Premenstrual
German: Prämenstruelles Syndrom
Japanese: 生理痛
Korean: 생리전 증후군
Russian: Предменструальный синдром
Persian: ناراحتی قبل از قاعدگی

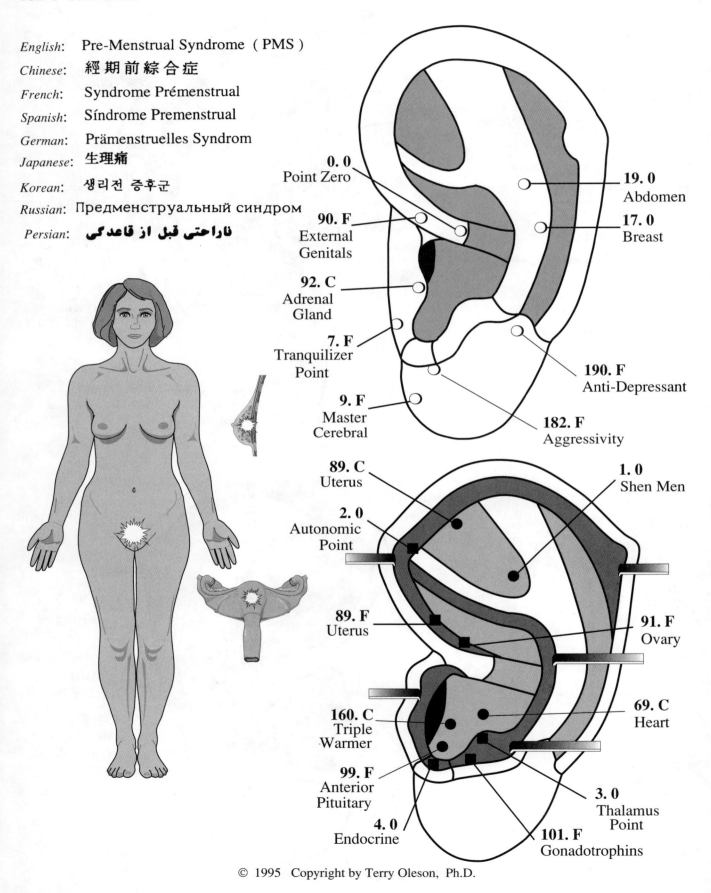

© 1995 Copyright by Terry Oleson, Ph.D.

9.2.13. Auriculotherapy Treatment Plan # 13
Nausea and Vomiting

ICD-9-CM: **535.0, 787.0**

English: Nausea and Vomiting
Chinese: 噁心和嘔吐
French: Nausée et Vomie
Spanish: Náusea y Vomito
German: Übelkeit und Erbrechen
Japanese: 悪心と吐き気
Korean: 오심과 구토
Russian: Тошнота и рвота
Persian: حالت تهوع ـ استفراغ کردن

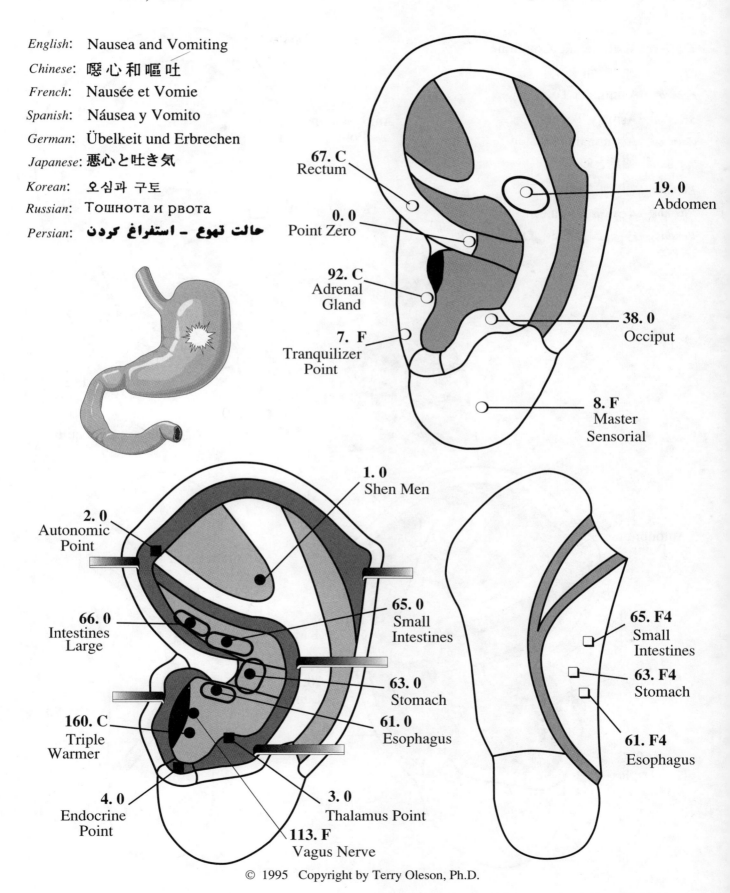

© 1995 Copyright by Terry Oleson, Ph.D.

9. 2. 14. Auriculotherapy Treatment Plan # 14
Asthma and Coughing

ICD-9-CM: **493.9, 786.2**

English: Asthma and Coughing
Chinese: 咳嗽和氣喘
French: Asthme et Toux
Spanish: Asma y Tocer
German: Asthma und Husten
Japanese: 喘息と咳
Korean: 천식과 기침
Russian: Астма и кашель
Persian: نفس تنگى – آسم – سرفه

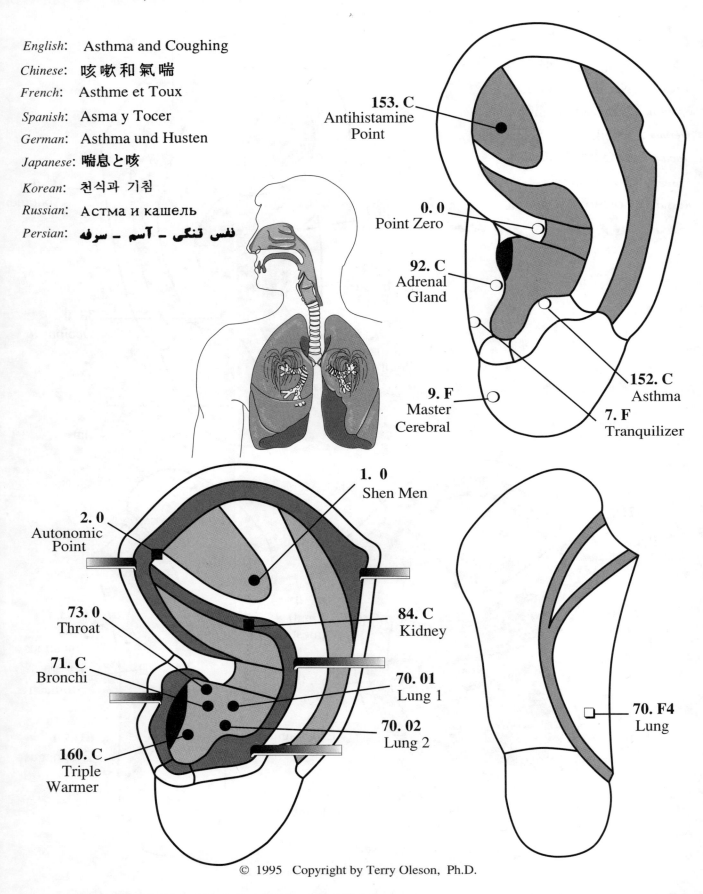

© 1995 Copyright by Terry Oleson, Ph.D.

9.2.15. Auriculotherapy Treatment Plan #15
Allergies and Sneezing

ICD-9-CM: 995.3 & 784.9

English: Allergies and Sneezing
Chinese: 打噴嚏和過敏
French: Allergies et Éternuement
Spanish: Alergias y Estornudo
German: Allergien und Niesen
Japanese: アレルギー・くしゃみ
Korean: 앨러지와 재채기
Russian: Аллергия и чихание
Persian: حساسیت و عطسه کردن

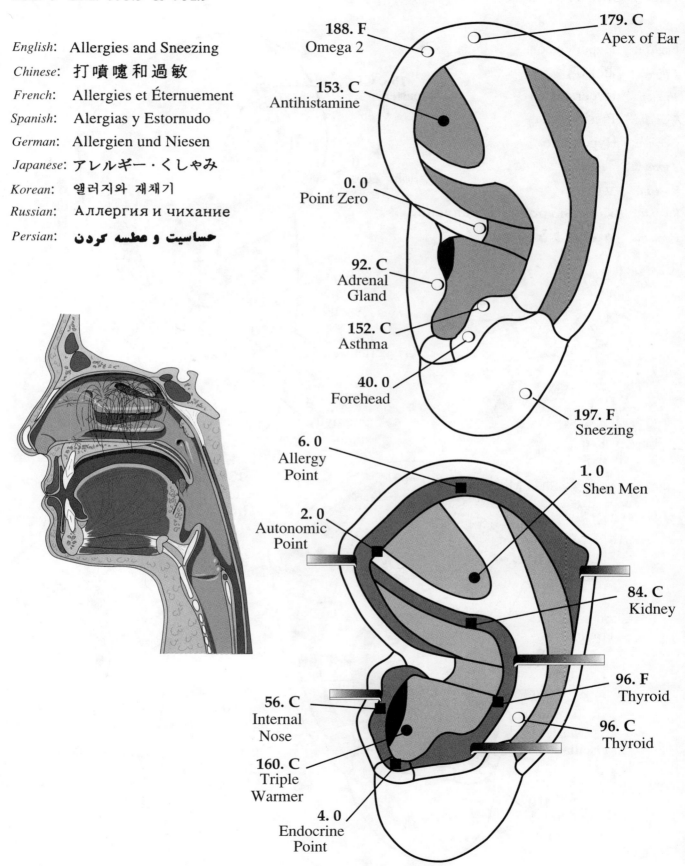

© 1995 Copyright by Terry Oleson, Ph.D.

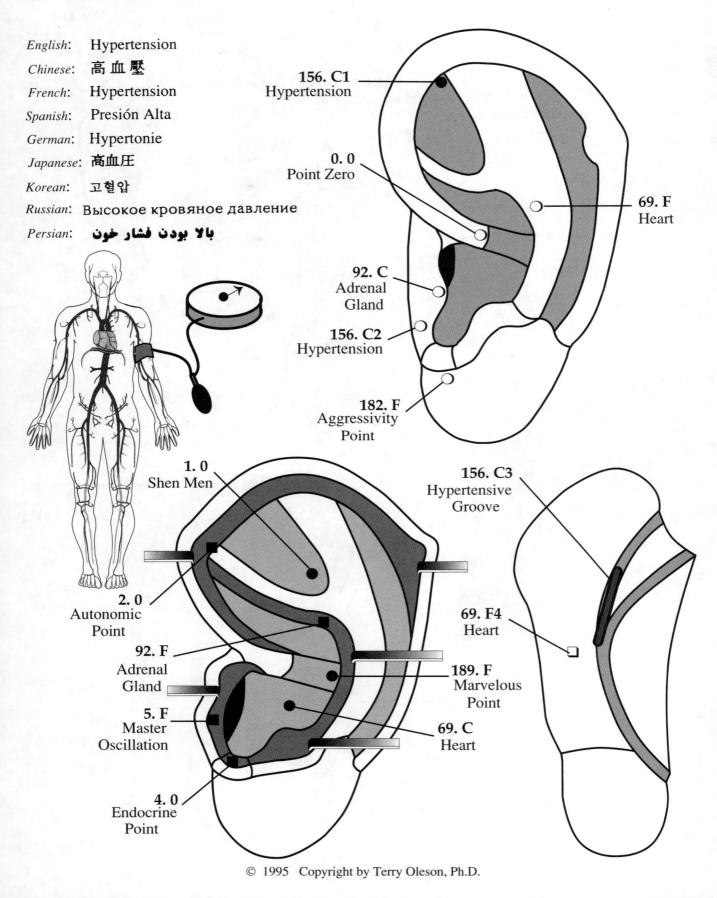

9.2.17. Auriculotherapy Treatment Plan #17
Hepatitis and Cirrhosis

ICD-9-CM: 573.3 & 571.5

English: Hepatitis and Cirrhosis
Chinese: 肝炎和肝硬化
French: Hépatite et Cirrhose
Spanish: Hepatitis y Cirrosis
German: Hepatitis und Zirrhose
Japanese: 肝炎と肝硬変
Korean: 간염과 간경화
Russian: Гепатит и цирроз
Persian: بیماری کبدی

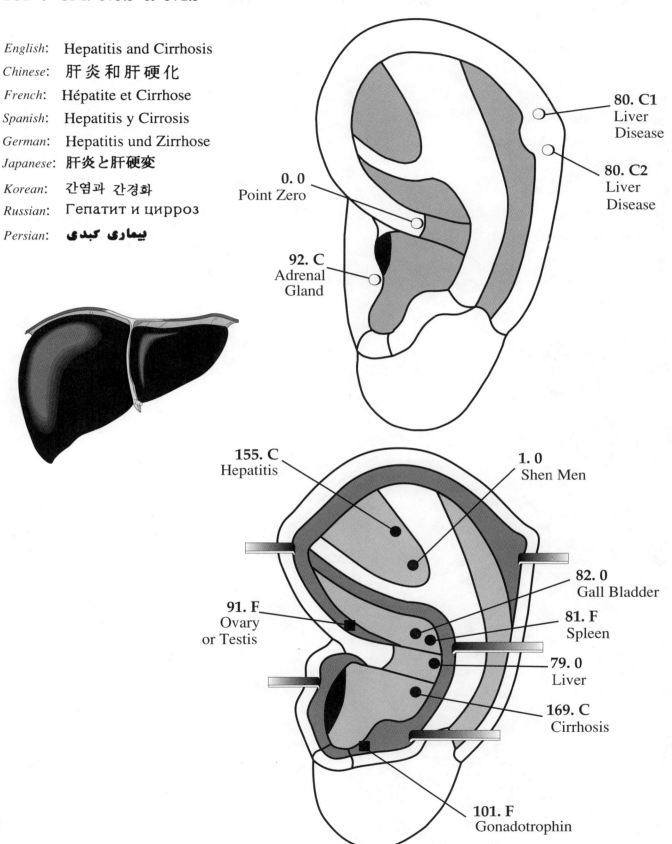

© 1995 Copyright by Terry Oleson, Ph.D.

9. 2. 18. Auriculotherapy Treatment Plan #18
Diabetes Mellitis

ICD-9-CM: **250.0**

English: Diabetes Mellitis
Chinese: 糖尿病
French: Diabète Sucré
Spanish: Diabetes Melitis
German: Diabetes Mellitus
Japanese: 糖尿病
Korean: 진성 당뇨병
Russian: Диабет
Persian: بیماری قند

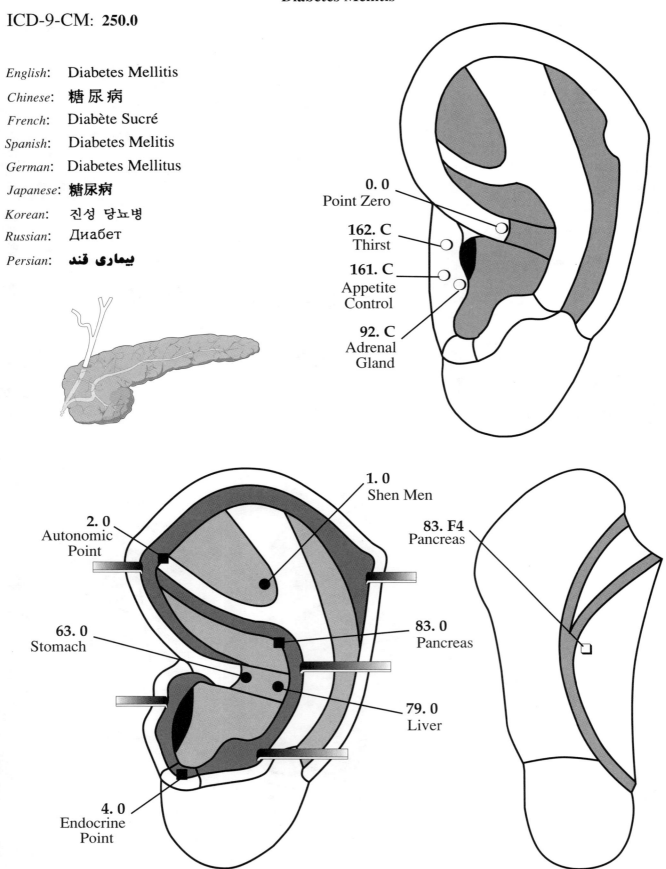

© 1995 Copyright by Terry Oleson, Ph.D.

9.2.19. Auriculotherapy Treatment Plan #19
Common Cold or Flu

ICD-9-CM: 460.0, 462.0, 463.0, 465.0, 487.1, 780.6

English: Common Cold or Flu
Chinese: 流行性感冒
French: Rhume ou Grippe
Spanish: Resfriado o Influenza
German: Erkältung oder Grippe
Japanese: 風邪と流行性感冒
Korean: 일반 감기 혹은 독감
Russian: Простуда и грипп
Persian: سرماخوردگی معمولی یا فلو

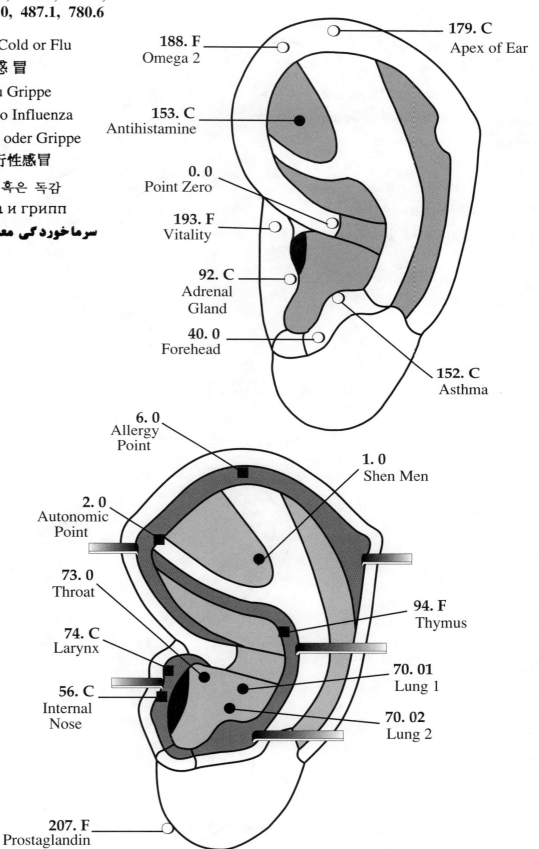

© 1995 Copyright by Terry Oleson, Ph.D.

9.2.20. Auriculotherapy Treatment Plan #20
Immune Deficiency

ICD-9-CM: 042.9, 075.9, 199.1, 204.9

English: Immune Deficiency
Chinese: 免疫機能低下
French: Déficience d'Immunisé
Spanish: Deficiencia en la Sistema de Inmunidad
German: Immunschwäche
Japanese: 免疫不全
Korean: 면역 결핍
Russian: Имунный дефицит
Persian: کمبود سیستم دفاعی بدن

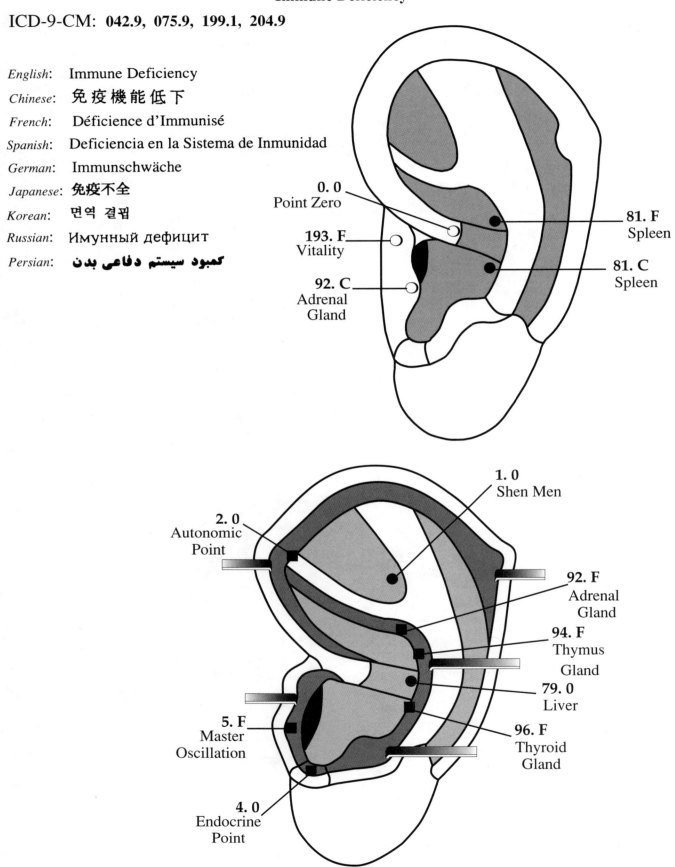

© 1995 Copyright by Terry Oleson, Ph.D.

9. 2. 21. Auriculotherapy Treatment Plan # 21
Epilepsy

ICD-9-CM: **345.9**

English: Epilepsy
Chinese: 癲癇
French: Épilepsie
Spanish: Epilepsia
German: Epilepsie
Japanese: 癲癇
Korean: 간질병
Russian: Эпилепсия
Persian: صرع - بیهوشی

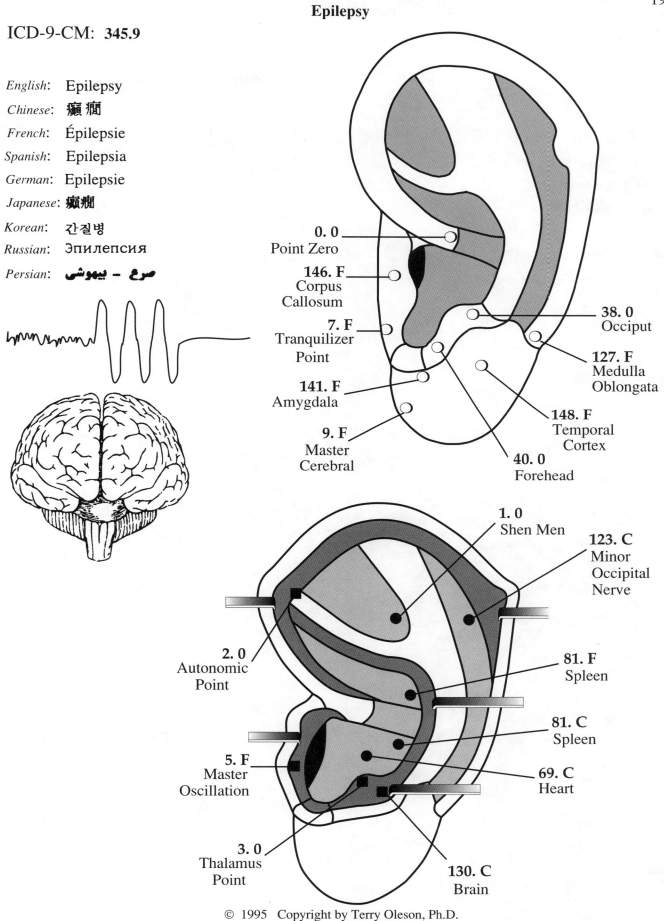

© 1995 Copyright by Terry Oleson, Ph.D.

198   9. 2. 22.   **Auriculotherapy Treatment Plan   # 22**
Hyperactivity / Attention Deficit Disorder

ICD-9-CM: **314.0**

English: Hyperactivity
Chinese: 機能亢進
French: Hyperactivité
Spanish: Hiperactividad
German: Überaktivität
Japanese: 過剰行動
Korean: 기능 항진
Russian: Повышенная возбудимость
Persian: فعالیت بیش از اندازه

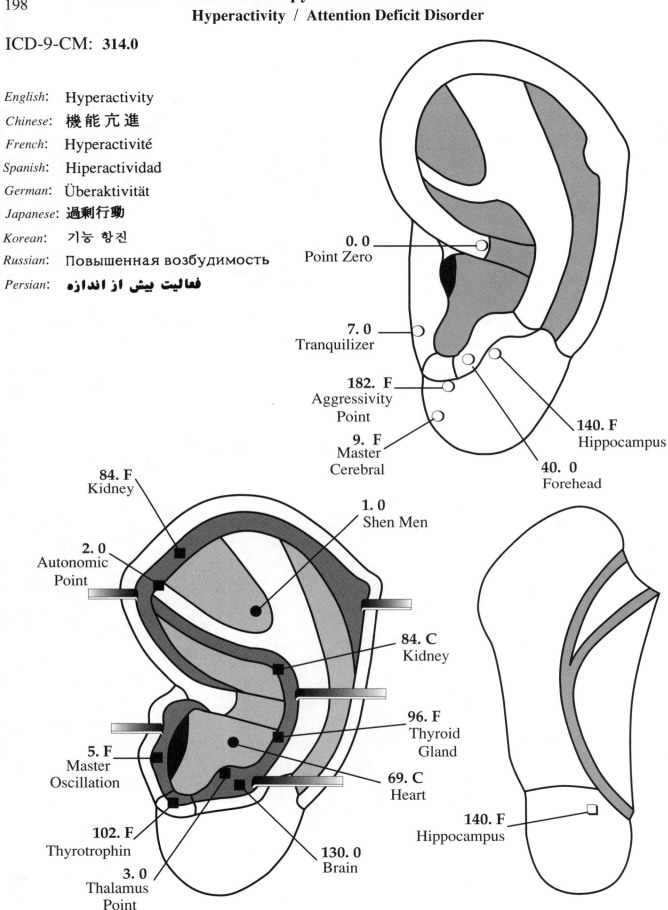

© 1995 Copyright by Terry Oleson, Ph.D.

9. 2. 23. Auriculotherapy Treatment Plan # 23
Anxiety

ICD-9-CM: **300.0**

English: Anxiety
Chinese: 焦慮
French: Inquiétude
Spanish: Ansiedad
German: Angst
Japanese: 不安
Korean: 불안
Russian: Беспокойство
Persian: اضطراب – نگرانی

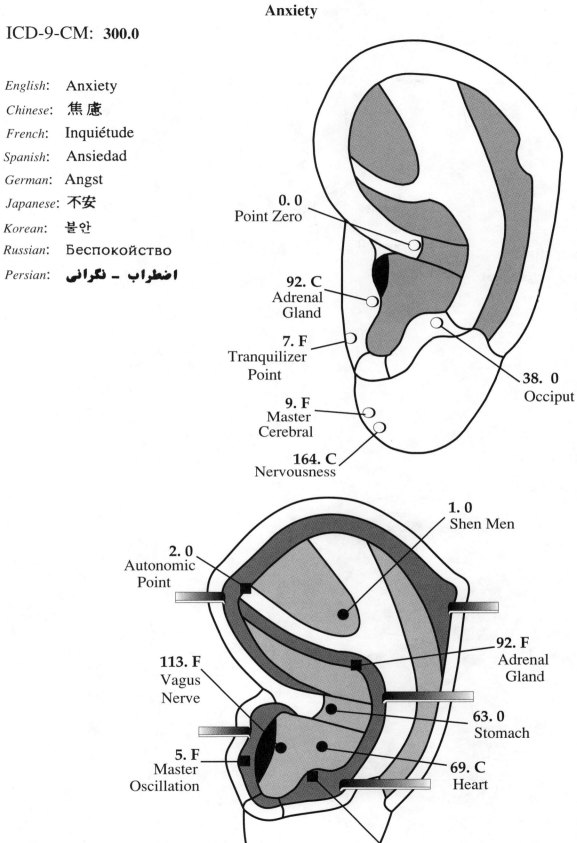

© 1995 Copyright by Terry Oleson, Ph.D.

9.2.24. Auriculotherapy Treatment Plan #24
Depression

ICD-9-CM: 296.3, 300.4, 309.1

English: Depression
Chinese: 壓抑
French: Dépression
Spanish: Depresión
German: Depression
Japanese: 鬱病
Korean: 우울
Russian: Депрессия
Persian: افسردگی - پریشانی

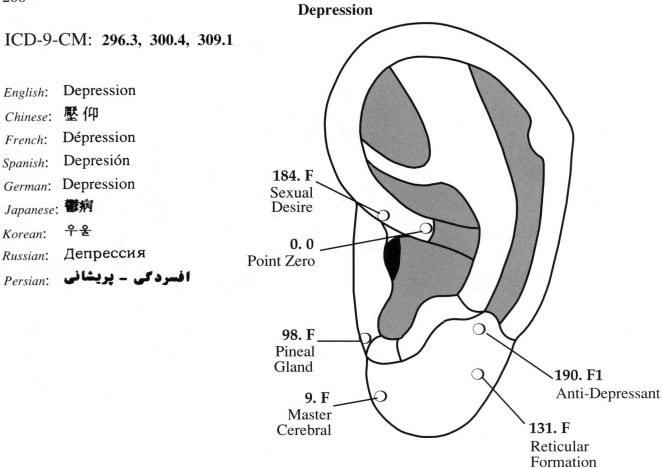

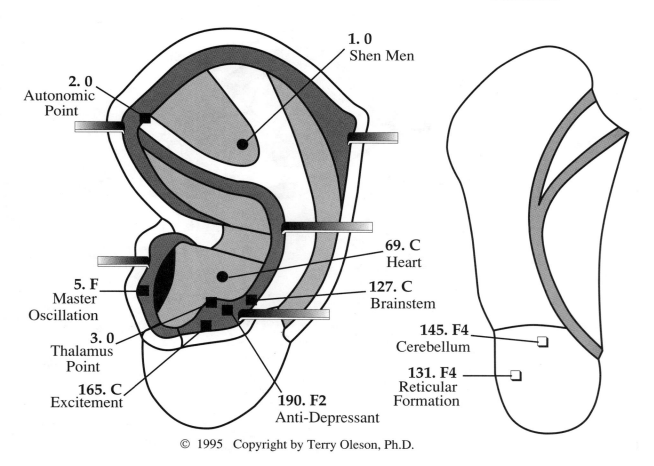

© 1995 Copyright by Terry Oleson, Ph.D.

9.2.25. Auriculotherapy Treatment Plan #25
Weight Control

ICD-9-CM: 783.1, 783.6

English: Weight Control
Chinese: 減肥
French: Control de Poids
Spanish: Control de Peso
German: Gewichtskontrolle
Japanese: 体重コントロール
Korean: 체중 조절
Russian: Контроль веса
Persian: کنترل وزن

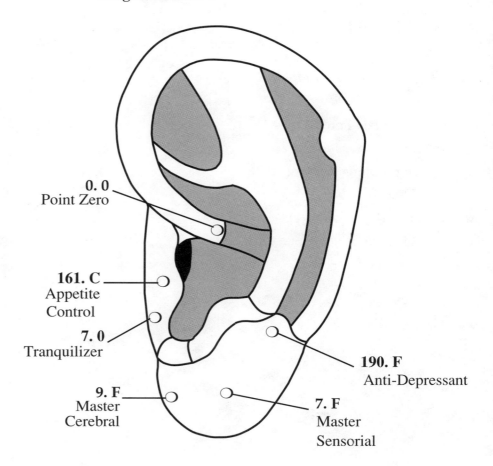

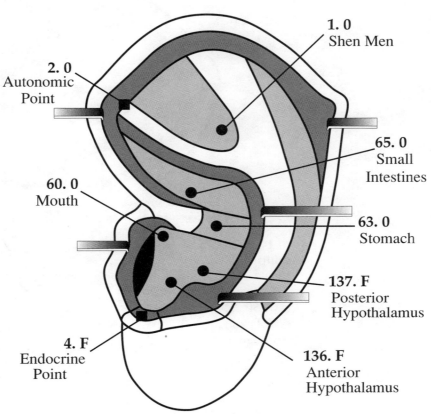

© 1995 Copyright by Terry Oleson, Ph.D.

9.2.26. Auriculotherapy Treatment Plan #26
Sensorineural Deafness

ICD-9-CM: **389.1**

English: Sensorineural Deafness
Chinese: 神經性耳聾
French: Surdité de Perception
Spanish: Sordura Sensorineural
German: Empfindungsnerventaubheit
Japanese: 感覚神経麻痺
Korean: 지각 신경성 귀머거리
Russian: Невралгическая глухота
Persian: کری حسی

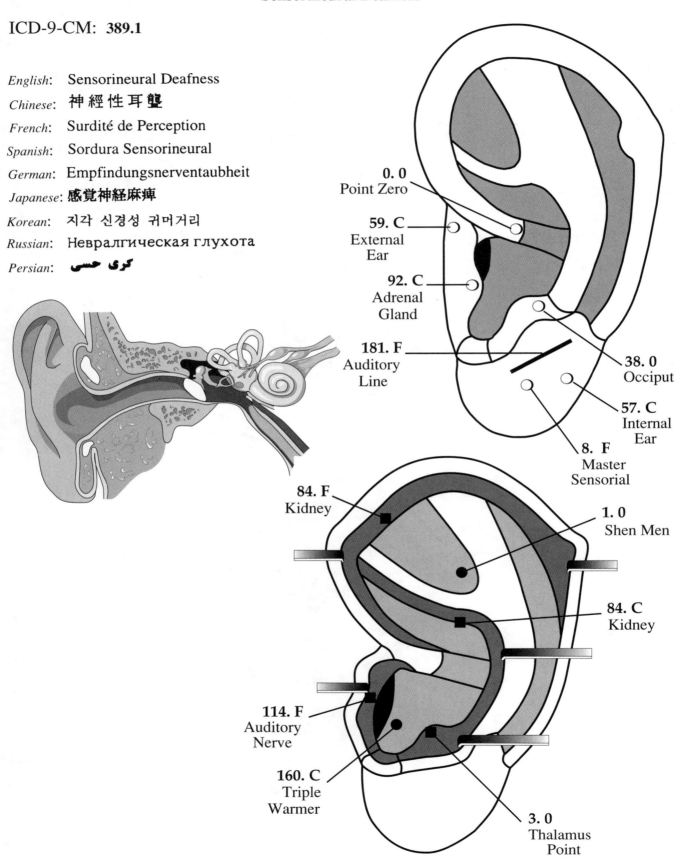

© 1995 Copyright by Terry Oleson, Ph.D.

9.2.27. Auriculotherapy Treatment Plan #27
Insomnia

ICD-9-CM: **306.4, 780.5**

English: Insomnia
Chinese: 失眠症
French: Insomnie
Spanish: Insomnia
German: Schlaflosigkeit
Japanese: 不眠症
Korean: 불면
Russian: Бессоница
Persian: بیخوابی

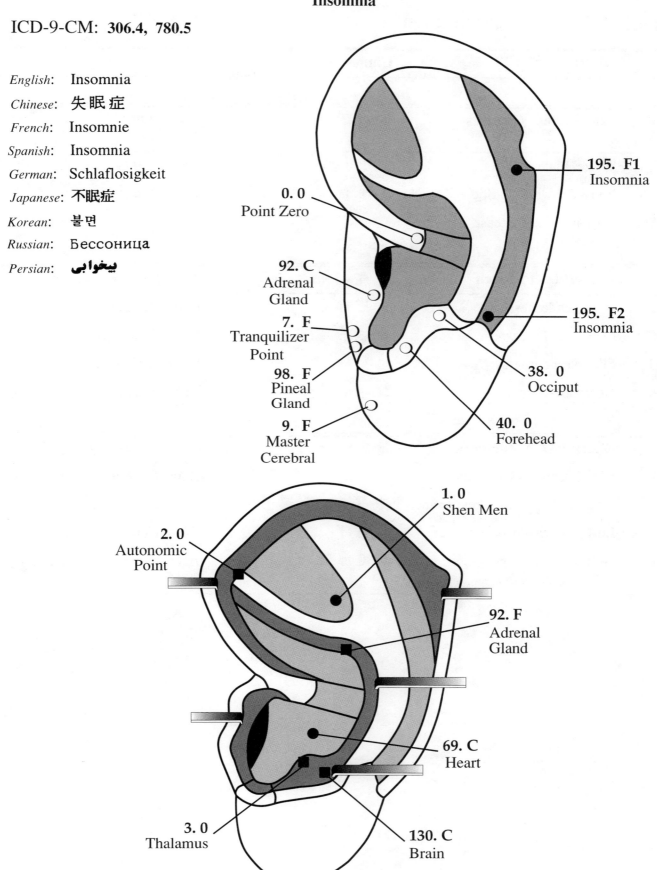

© 1995 Copyright by Terry Oleson, Ph.D.

9.3.1. Auricular Diagnosis (A Dx)

	English	Chinese	French
SSC	**Skin Surface Changes**	望診法	**Changements sur la Surface de la Peau**
WFC	White, Flakey Skin Crusts	白色，脱皮，結節	Croûtes Blanc et Pelée
RBS	Red - Brown Skin Spot	皮膚有紅、啡斑點	Tache Rouge - Brun
ASC	Auricular Skin Crease	褶條索	Pli sur la Peau Auriculaire
TT	**Tenderness to Touch**	壓痛	**Tendresse au Toucher**
+ 3	High Tenderness	高壓痛	Haute Tendresse
+ 2	Moderate Tenderness	中壓痛	Modéré Tendresse
+ 1	Slight Tendernesss	低壓痛	Petite Tendresse
0	No Tenderness	無壓痛	Aucun Tendresse
EC	**Electrical Conductance**	電測定法	**Conduction Électrique**
+ 3	High Electrical Conductance	高電導	Haute Conduction Électrique
+ 2	Medium Electrical Conductance	中電導	Modéré Conduction Électrique
+ 1	Low Electrical Conductance	低電導	Basse Conduction Électrique
0	No Electrical Conductance	無電導	Acune Conduction Électrique

© 1995 Copyright by Terry Oleson, Ph.D.

	Spanish	German	Japanese
SSC	**Cambios en la Superficie de la Piel**	**Veränderungen der Hautoberfläche**	皮膚表面の変化
WFC	Costra Blanca y Escamosa	Weiße schuppige Hautkrusten	白く、剥がれ易いかさぶた
RBS	Mancha Roja - Morena en la Piel	Rot - braune Hautflecken	赤茶色のしみ
ASC	Arruga en la Piel Auricular	Ohrläppchen Hautfalte	耳介的皮膚のしわ
TT	**Ternura al Tacto**	**Berührungsempfindlichkeit**	接触時の敏感性／痛み
+3	Alta Ternura	Hohe Empfindlichkeit	極めて敏感
+2	Moderada Ternura	Mittlere Empfindlichkeit	中程度の敏感性
+1	Poca Ternura	Leichte Empfindlichkeit	少し敏感
0	Ninguna Ternura	Keine Empfindlichkeit	敏感性無し
EC	**Conducción Eléctrica**	**Elektrische Leitfähugkeit**	導電性
+3	Alta Conducción Eléctrica	Hohe Leitfähugkeit	高い導電性
+2	Mediana Conducción Eléctrica	Mittlere Leitfähugkeit	中程度の導電性
+1	Baja Conducción Eléctrica	Leichte Leitfähugkeit	低い導電性
0	Ninguna Conducción Eléctrica	Keine Leitfähugkeit	導電性無し

	Korean	Russian	Persian
SSC	피부 표면의 변화	Изменения кожной поверхности	عوض شدن سطح پوست
WFC	백색, 박편 피부 껍질	Белые хлопьевидные кожные струпья	قشر پوسته پوسته، سفید
RBS	적색-갈색 피부 반점	Красно-коричневые кожные пятна	لکهٔ قرمز متمایل به قهوه‌ای برروی پوست
ASC	귀 피부 주름	Складки кожи уха	چین و چروک برروی پوست
TT	압통 촉진	Чувствительность к прикосновению	حساسیت زیاد به تماس
+3	강한 압통	Высокая чувствительность	بسیار حساس
+2	보통 압통	Средняя чувствительность	حساس در حد ملایم
+1	약한 압통	Слабая чувствительность	حساس در حد کم
0	무 압통	Отсутствие чувствительности	غیر حساس
EC	전기 저항의 역수	Электропроводимость	جریان‌های الکتریکی (برقی)
+3	높은 전기 저항의 역수	Высокая электропроводимость	انتقال شدید برقی (الکتریکی)
+2	중간 전기 저항의 역수	Средняя электропроводимость	انتقال متوسط برقی (الکتریکی)
+1	낮은 전기 저항의 역수	Слабая электропроводимость	انتقال خفیف برقی (الکتریکی)
0	무 전기 저항의 역수	Отсутствие электропроводимости	بدون هیچگونه انتقال برقی (الکتریکی)

© 1995 Copyright by Terry Oleson, Ph.D.

9.4.1. Auriculotherapy Treatment Procedures (A Tx)

	English	Chinese	French
1.	**Ear Points Treated**	治療步驟	**Point d'Oreille Traité**
AP	Anatomic Point	與解剖學相關的點	Point Anatomique
MP	Master Point	控制點	Point Maître
FP	Functional Point	機能（功能）點	Point Fonctionnel
*	Stimulate ear reflex points only when detected as active or tender	當測出敏感或脆弱則只刺激的耳穴	Seulement stimuler les points de reflex sur l'oreille quand active ou tendre
2.	**Auriculotherapy Procedures**	耳郭治療步驟	**Procédures d'Auriculothérapie**
TMA	Tactile manipulation of auricle	耳部觸診	Manipulation tactile d'oreille
AAN	Auricular acupuncture with needle insertion alone	耳穴單純針刺治療	Acupuncture auriculaire avec seule insertion d'aiguille
AES	Auricular electroacupuncture stimulation through needles	電針耳穴治療	Stimulation electroacupuncture auriculaire à travers d'aiguille
TAS	Transcutaneous auricular electrical stimulation	體表電根刺激耳穴	Stimulation transcutané auriculaire électrique
LAS	Laser auricular stimulation	激光刺激耳穴	Stimulation auriculaire via Laser
MAS	Magnetic auricular stimulation	磁刺激耳穴	Stimulation auriculaire aimantée
SAB	Small sphere placed on auricle with an adhesive bandaid	離子球或藥物按貼耳穴	Graine placé sur l'oreille avec bandage adhésif
3.	**Stimulation Parameters**	刺激參數	**Paramètre de Stimulation**
Hz	Frequency in cycles per second	周率、周期/秒	Fréquence à cycles par second
µA	Intensity in microamps	強度，微安培	Intensité à microampère
Sec	Duration of stimulation in seconds	刺激持續時間，秒	Durée de stimulation à seconds

© 1995 Copyright by Terry Oleson, Ph.D.

9.4.2. Auriculotherapy Treatment Procedures (A Tx)

	Spanish	German	Japanese
1.	**Puntos de de la Oreja Tratados**	**Behandelte Ohrpunkte**	治療する耳点
AP	Punto Anatómico	Anatomischer Punkt	解剖学的点
MP	Punto Maestro	Meisterpunkt	支配点
FP	Punto Funcional	Funktionspunkt	機能点
*	Solamente estimular los puntos de reflejo en la oreja cuando como activos o tiernos.	Nur aktive Ohrreflexpunkte stimuliert	活性あるいは圧痛時のみ耳反射点を刺激
2.	**Procedimientos de Terapia Auricular**	**Ohrakupunkturmethoden**	耳介療法の手順
TMA	Manipulación táctil de la oreja	Tastbehandlung des Ohrs	耳介の触覚操作
AAN	Acupunctura auricular sólo con inserción de aguja	Nadelung allein im Ohr	鍼の挿入のみの耳介鍼
AES	Estimulación por electroacupunctura auricular via agujas	Elektroakupunktur am Ohr mittels Nadeln	鍼による耳介電子鍼刺激
TAS	Estimulación transcutánea auricular eléctrica	Transkutane elektrische Stimulierung am Ohr	皮膚を通過させた耳介の電気的刺激
LAS	Estimulación auricular via Laser	Laserstimulierung am Ohr	レーザー耳介刺激
MAS	Estimulación auricular magnética	Magnetische Stimulierung am Ohr	磁気による耳介刺激
SAB	Esfera o grano puesta en el oido por curita adhesiva	Befestigung von Samen auf dem Ohr mittels Pflaster	イオン球／粒付き絆創膏の耳介への貼付
3.	**Parámetro de Estimulación**	**Erregungsparameter**	刺激パラメタ
Hz	Frecuencia en ciclos por segundo	Frequenz in Schwingungen pro Sekunde	毎秒の周波数周期
µA	Intensidad en microamperios	Intensität in Mikro-Ampire	ミクロ・アンペア強度
Sec	Duración de estimulación en segundos	Stimulierungsdauer in Sekunden	刺激時間（秒）

© 1995 Copyright by Terry Oleson, Ph.D.

9.4.3. Auriculotherapy Treatment Procedures (A Tx)

	Korean	Russian	Persian
1.	이침혈 선정	Лечебные точки в области уха	درمان نقطه گوش
AP	생리점	Анатомическая точка	نقطه‌های تشریح
MP	주 점	Основная точка	نقطهٔ اصلی
FP	기능점	Функциональная точка	نقطهٔ وظیفه (عمل‌کرد)
*	민감한 이개 반사점만 자극	Стимумулируйте только те рефлекторные точки, которые активны или чувствительны	منطقه گوش فعال نشان می‌دهد نقاط تحریک شده را
2.	이침료법 절차	Аурикулотерапевтические процедуры	روش‌های درمان از طریق گوش
TMA	손으로 자극	Тактильные манипуляции на ушной раковине	با دست ماساژ دادن گوش
AAN	침 삽입	Аурикулярная акупунктура с применением одной иглы	تنها نرو کردن سوزن در گوش
AES	전침 자극	Аурикулярная электроакупунктура с применением игл	وصل دستگاه الکتریکی بر سوزنها در گوش
TAS	경피성 전기 자극	Аурикулярная электростимуляция кожной поверхности	انتقال حرکت الکتریکی در گوش
LAS	레이저 자극	Лазерная аурикулярная стимуляция	تحریک گوش با اشعه سوز
MAS	자력선 자극	Магнетическая аурикулярная стимуляция	تحریک مغناطیسی در گوش
SAB	외이에 이온체를 둔다	Наложение на ушную раковину пластыря с шариком	چسب چسبنده برروی ناحیه شنوائی
3.	자극 매개 변수	Параметры стимуляции	عوامل تحریکی
Hz	초당 회전 빈도	Циклическая частота в секунду	تناوب در هر دوره در یک ثانیه
µA	마이크로 암페어 강도	Интенсивность в микроаперах	شدت در مایکروآمپس
Sec	초당 자극 지속	Продолжительность стимуляции в секундах	مدت آمیختن در هر ثانیه

© 1995 Copyright by Terry Oleson, Ph.D.

9.5.1. Representations of Auriculotherapy Treatment Procedures

TMA
Tactile Manipulation of Auricle

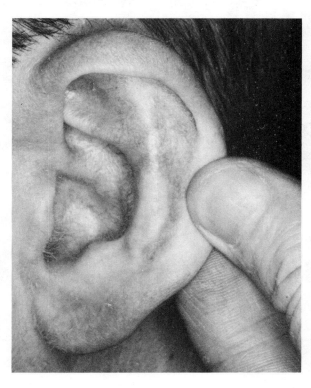

AAN
Auricular Acupuncure with Needle

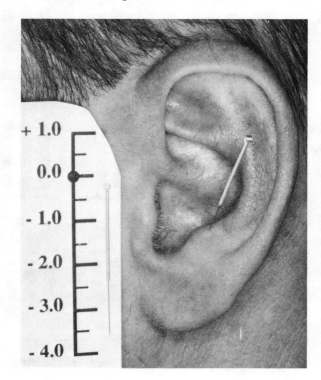

MAS
Magnetic Auricular Stimulation

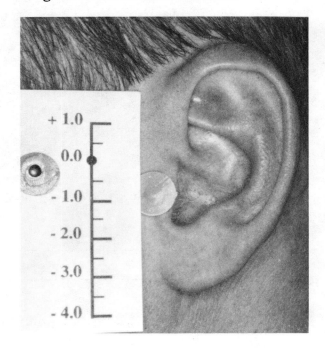

SAB
Sphere Placed with Adhesive Bandaid

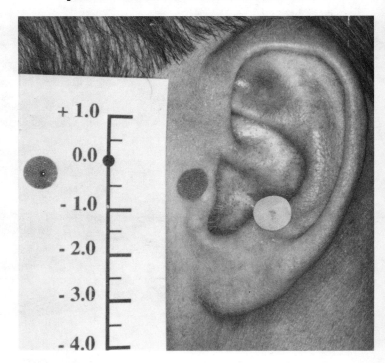

© 1995 Copyright by Terry Oleson, Ph.D.

9. 5. 2. Representations of Auriculotherapy Treatment Procedures

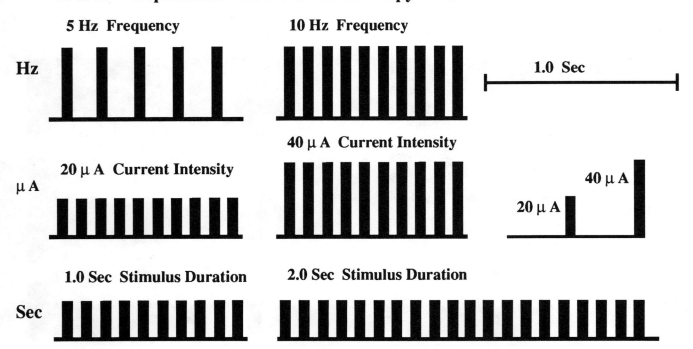

TAS
Transcutaneous Auricular Electrical Stimulation

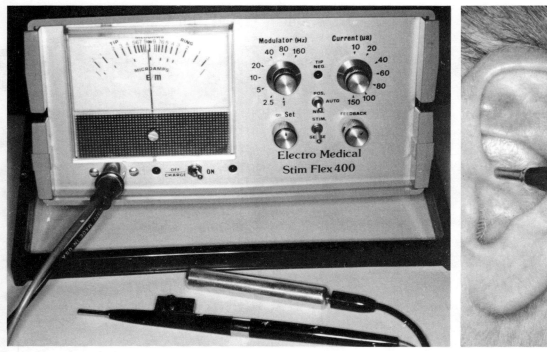
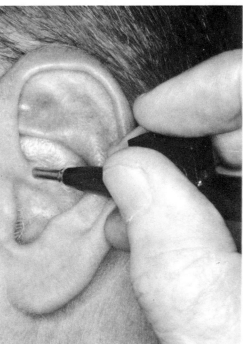

© 1995 Copyright by Terry Oleson, Ph.D.

10. References

Akerele, O. (1991) WHO and the develolpment of acupuncture nomenclature: overcoming a tower of Babel. *Am. J. Chin. Med.* 1 : 89-94.

Bahr, F. (1977) *The clinical practice of scientific auricular acupuncture.* Kalamazoo, MI : The German Academy for Auricular Medicine.

Bahr, F. (1978) *Introduction to scientific acupuncture.* Kalamazoo, MI : The German Academy for Auricular Medicine.

Bullock, M., Culliton, P., Olander, R. (1989) Controlled trial of acupuncture for severe recidivist alcoholism. *Lancet* i : 1435-1439.

Bourdiol, R. (1982) *Elements of auriculotherapy.* Moulins-les Metz, France : Masonries.

Bucek, R. (1994) *Lehrbuch der ohrakupunktur: eine synopsis der französischen, chinesischen und russischen schulen.* Heidelberg: Haug.

Chan, P. (1981) *Ear acupressure.* Monterey Park : Chan's Corporation.

Chen, G. (1983) Treatment of functional hypoglycemia with acupuncture: a report of 184 cases. *Amer. J. Acupuncture* 11 : 131-135.

Chen, J. (1979) Treatment of cigarette smoking by auricular acupuncture: a report of 184 cases. *Amer. J. Acupuncture* 7 : 229-234.

Chun, S., Heather, A. (1974) Auriculotherapy: micro current application on the external ear - clinical analysis of a pilot study on 57 chronic pain syndromes. *Amer. J. Chinese Medicine* 2 : 399-405.

Clement-Jones, V., McLaughlin, L., Lowry, P., Besser, G., Rees, L., Wen, H. (1979) Acupuncture in heroin addicts: Changes in met-enkephalin and beta-endorphin in blood and cerebrospinal fluid. *Lancet* 2 : 380-382.

Cox, B. (1975) Patient motivation: a factor in weight reduction with auricular acupuncture. *Amer. J. Acupuncture* 3 : 339-341.

Dale, R. (1976) The micro-acupuncture systems. *Amer. J. Acupuncture* 4 : 7-24; 196-224.

Dale, R. (1993) Addictions and Acupuncture: the treatment methods, formulae, effectiveness and limitations. *Amer. J. Acupuncture,* 21 : 247-266.

Debreceni, L. (1991) The effect of electrical stimulation of the ear points on the plasma ACTH and GH level in humans. *Acupunct Electro-Therap. Res. Intl. J.* 16 : 45-51.

Gilbey, V., Neumann, B. (1979) Auricular acupuncture for smoking withdrawal. *Amer. J. Acupuncture* 5: 239-247.

Giller, R. (1975) Auricular acupuncture and weight reduction. A review and overall approach. *Amer. J. Acupuncture* 3 : 151-153.

Grobglas, A., Levy, J. (1986) *Traité d'acupuncture auriculaire*. Paris : Maloine S.A..

Helms, J. (1990) WHO adopts standard international acupuncture nomenclature. *AAMA Review* 2 : 33.

Huang, H. (1974) *Ear acupuncture*. Pennsylvania : Rodale Press Emmaus.

Ken, C., Yongqiang, C. (1991) *Handbook to Chinese auricular therapy*. Beijing, China : Foreign Languages Press.

Kenyon, J. (1983) *Modern techniques of acupuncture: a practical scientific guide to electro-acupuncture*. Great Britain : Thorsons.

König, G., Wancura, I. (1993) *Einführung in die chinesische ohrakupunktur: 10. Auflage*. Heidelberg : Haug.

Krause, A., Clelland, J., Knowles, C., Jackson, J. (1987) Effects of unilateral and bilateral auricular transcutaneous electrical stimulation on cutaneous pain threshold. *Physical Therapy* 67 : 507-511.

Kroening, R., Oleson, T. (1985) Rapid narcotic detoxification in chronic pain patients treated with auricular electroacupuncture and naloxone. *Intl. J. of Addictions* 20 : 1347 - 1360.

Kropej, H. *The fundamentals of ear acupuncture. Second revised edition*. (1984) Heidelberg, Germany : Karl F. Haug Verlag GmbH.

Kvirchishvili, V. (1974) Projections of different parts of the body on the surface of the concha auriculae in humans and animals. *Amer. J. Acupuncture* 2 : 208.

Lau, B., Wang, B., Wong, D. (1975) Effect of acupuncture on weight reduction. *Amer. J. Acupuncture* 3 : 335-338.

Leung, A. (1977) Acupuncture treatment of withdrawal symptoms. *Amer. J. Acupuncture* 5 : 43-50.

Lichstein, E., Chaddie, K., Naik, D., Gupta, P. (1974) Diagonal earlobe crease: prevalence and implications as a coronary risk factor. *New England J. Med.* 290 : 615-616.

Liao, S., Lee, M., Ng, L. (1994) *Principles and practice of contemporary acupuncture*. New York : Marcel Dekker.

Lu, H. (1975) *A complete textbook of auricular acupuncture*. Vancouver, B.C. Canada : Academy of Oriental Heritage.

Man, P., Chuang, M. (1980) Acupuncture in methadone withdrawal. *Intl. J. of Addictions* 15 : 921-926.

Margolin, A., Avants, S., Chung, P., Kosten, T. (1993) Acupuncture for the treatment of cocaine dependence in methadone-maintained patients. *Am. J. Addictions* 2 : 194-201.

Margolin, A. Chung, P., Avants, S., Kosten, T. (1993) Effects of sham and real auricular needling: implications for trials of acupuncture for cocaine addiction. *Am. J. Chinese. Med.* 221: 191-197.

Mehta, J,. Homby, R. (1974) Diagonal earlobe crease as a coronary risk factor. *New England J. of Med.* 291 : 260.

Mok, M., Parker, L., Voina S., Bray, G. (1976) Treatment of obesity by acupuncture. *Amer. J. Clinical Nutrition,* 29 : 832-835.

Nahemkis, A., Smith, B. (1975) *Ear acupuncture therapy.* Long Beach : Alba Press.

Ng, L., Dionne, R., Bragin, E., Pert, C., Pert, A. (1981) Alterations in rat central nervous system endorphins following transauricular acupuncture. *Brain Res.* 224 : 83-93.

Nogier, P. (1972) *Treatise of auriculotherapy.* Moulins-les Metz, France : Maisonneure.

Nogier, P. (1983) *From Auriculotherapy to auriculomedicine.* Moulins-les Metz, France : Maisonneure.

Nogier, P. (1987) *Points réflexes auriculaires.* Moulins-les Metz, France : Maisonneure.

Nogier, P. (1989) *Compléments des points réflexes auriculaires.* Moulins-les Metz, France : Maisonneure.

Nogier, P., Nogier, R. (1985) *The man in the ear.* Moulins-les Metz, France : Maisonneure.

Nogier, R. (1993) *Introducion pratique à l'auriculomédicine: la photoperception cutanée.* Belgium : Haug.

Oleson, T. (1992) *Auriculotherapy manual.* Health Care Alternatives : Los Angeles, California.

Oleson, T., Kroening, R., Bresler, D. (1980) An experimental evaluation of auricular diagnosis: the somatotopic mapping of musculoskeletal pain at ear acupuncture points. *Pain* 8 : 217 - 229.

Oleson, T., Kroening, R. A (1983 a) A comparison of Chinese and Nogier auricular acupuncture points. *Am. J. Acupuncture* 11 : 205 - 223.

Oleson, T., Kroening, R. (1983 b) A new nomenclature for identifying Chinese and Nogier auricular acupuncture points. *Am. J. Acupuncture* 12 : 325 - 344.

Oleson, T., Kroening, R. (1983 c) Electroacupuncture and auricular electrical stimulation. *IEEE Engineering in Medicine and Biology Magazine* 2 : 22 - 26.

Oleson, T., Flocco, W. (1993) Randomized controlled study of premenstrual symptoms treated with ear, hand, and foot reflexology. *Obstet. & Gynecol.* 82 : 906 - 911.

Olms, J. (1984) Increased success rate using new acupuncture point for stop-smoking program. *Amer. J. Acupuncture* 12 : 339-344.

Oliveri, A., Clelland, J., Jackson, J. Knowles, C (1986). Effects of auricular transcutaneous electrical stimulation on experimental pain threshold. *Physical Therapy* 66 : 12-16.

Patterson, M. (1974) Electro-acupuncture in alcohol and drug addictions. *Clinical Medicine* Oct. : 9-13.

Regrena, Y., Fabre, M., Pernice, C., Nguyen, J. (1980) Smoking withdrawal therapy by acupuncture. *Amer. J. Acupuncture* 8 : 57-63.

Riet, G., Kleinjnen, P., Knipschild, P. (1990) A meta-analysis of studies into the effect of acupuncture on addiction. *Br. J. Gen. Pr.* 40 : 379-382.

Romoli, M., Vettoni, F. (1982) Alterations in the skin of the auricle and correlation with chronic disease. *Minverva Medica* 73 : 725-730.

Sacks, L. (1975) Drug addiction, alcoholism, smoking, obesity treated by auricular staplepuncture. *Amer. J. Acupuncture* 3 : 147-150.

Sadowski, H. (1982) Weight control in obesity: a simple, effective, and practical approach. *Amer. J. Acupuncture* 10 : 53-58.

Severson, L., Markoff, R., Chun-Hoon, A. (1977) Heroin detoxification with acupuncture and electrical stimulation. *Intl. J. Addictions* 12 : 911-922.

Simmons, M., Oleson, T. (1993) Auricular electrical stimulation and dental pain threshold. *Anesthesia Progress* 40 : 14 - 19.

Smith, M. (1979) Acupuncture & natural healing in drug detoxification. *Amer. J. Acupuncture* 7 : 97-107.

Smith, M. (1988) Acupuncture treatment for crack: clinical survey of 1,500 patients treated. *Amer. J. Acupuncture* 16 : 241-247.

Smith, M. (1990) Creating a substance abuse treatment program incorporating acupuncture. *AAMA Review* 2 : 29-32.

Smith, M., Squires, R., Aponte, J., Rabinowitz, N., Regina, S. (1982) Acupuncture treatment of drug addiction and alcohol abuse. *Amer. J. Acupuncture* 10 : 161-163.

Soon, Y. (1975) The treatment of exogenous obesity employing auricular acupuncture. *Amer. J. Chinese Med.* 3 : 285-287.

Sun, E. (1979) Weight reduction with auricular acupuncture. *Amer. J. Acupuncture* 7 : 311-315.

Van Gelder, A.F. (1985) *Strategieën in de ooracupunctuur: deel 1 chinese ooracupunctuur*. Uitgeverij : Naav.

Van Gelder, A.F. (1992) *Strategieën in de ooracupunctuur: deel 2 auriculotherapie*. Uitgeverij : Lemma.

Veith, I. (1972) *The yellow emperor's classic of internal medicine.* Berkeley : University of California Pres.

Watanake, T., Yoshinoto, A., Miura, T., Itaya, K., Manaka, Y. (1979) Auriculotherapy in the dental field. *J. Japan Acupunct. and Moxibustion* 27 : 197-200.

Wen, H. (1977) Fast detoxification of drug abuse by acupuncture and electrical stimulation (AES) in combination with naloxone. *Mod. Med. Asia* 13 : 13-17.

Wen, H., Cheung, S. (1973) Treatment of drug addiction by acupuncture and electrical stimulation. *Amer. J. Acupuncture* 1 : 71-75.

Wen, H., Wo, K. (1979) The influence of electro-acupuncture on nalosone-induced morphine withdrawal: elevation of immuno-assayable beta-endorphin activity in the brain but no the blood. Am. J. Chin. Med. 7 : 237-240.

Wexu, M. (1975) *The ear gateway to balancing the body: A modern guide to ear acupuncture.* New York : ASI Publishers.

Whitehead, P. (1978) Acupuncture in the treatment of addiction: a review and analysis. *Intl. J. of Addictions* 13 : 1-16.

World Health Organization. (1985) *Report on second WHO regional working group on the standardization of auricular acupuncture nomenclature.* Hong Kong : WHO.

World Health Organization. (1987) *Report on third WHO regional working group on the standardization of auricular acupuncture nomenclature.* Seoul, Korea : WHO.

World Health Organization. (1990) *Report on the WHO working group meeting on auricular acupuncture nomenclature.* Lyon, France : WHO.

World Health Organization Bulletin. (1985) *Nomenclature internationale type en acupuncture: mémorandum d'une réunion de l'OMS.* Geneva, Switzerland : WHO.

Yang, M, Kwok, S. (1986) Evaluation of the treatment of morphine addiction by acupuncture, Chinese herbs, and opiod peptides. *Am. J. Chin. Med.* 14 : 46-50.

Zhaohao, W., Minghua, L. Chichun, C. (1991) *Pratique de l'acupuncture auriculaire.* Paris: Libraire You Feng.

Zhou, L. A project of standardization of auricular acupoints. (1988) *J. of Trad. Chin. Med.* .

Zhou, L. Supplements to a project of standardization of auricular acupoints. (1992) *J. of Trad. Chin. Med.*

11.1.1. Index of Auricular Microsystem Points 0 - 90: *English*

#	Point	#	Point	#	Point
0.	Point Zero	30.	Fingers	60.	Mouth
1.	Shen Men	31.	Hand	61.	Esophagus
2.	Autonomic Point	32.	Wrist	62.	Cardia
3.	Thalamus Point	33.	Forearm	63.	Stomach
4.	Endocrine Point	34.	Elbow	64.	Duodenum
5.	Oscillation Point	35.	Arm	65.	Small Intestines
6.	Allergy Point	36.	Shoulder	66.	Large Intestines
7.	Tranquilizer Point	37.	Master Shoulder	67.	Rectum
8.	Master Sensorial Point	38.	Occiput	68.	Circulatory System
9.	Master Cerebral Point	39.	Temple	69.	Heart
10.	Cervical Spine	40.	Forehead	70.	Lung
11.	Thoracic Spine	41.	Frontal Sinus	71.	Bronchi
12.	Lumbar Spine	42.	Vertex	72.	Trachea
13.	Sacral Spine	43.	TMJ	73.	Throat
14.	Buttocks	44.	Lower Jaw	74.	Larynx
15.	Neck	45.	Upper Jaw	75.	Tonsil
16.	Clavicle	46.	Teeth	76.	Diaphragm
17.	Breast	47.	Dental Analgesia	77.	Appendix
18.	Chest and Ribs	48.	Palate	78.	Appendix Disease
19.	Abdomen	49.	Tongue	79.	Liver
20.	Pelvic Girdle	50.	Lips	80.	Liver Disease
21.	Hip	51.	Chin	81.	Spleen
22.	Thigh	52.	Face	82.	Gall Bladder
23.	Knee	53.	Skin Diseases	83.	Pancreas
24.	Calf	54.	Eye	84.	Kidney
25.	Ankle	55.	Eye Disorders	85.	Ureter
26.	Heel	56.	Internal Nose	86.	Urinary Bladder
27.	Foot	57.	External Nose	87.	Urethra
28.	Toes	58.	Internal Ear	88.	Prostate
29.	Thumb	59.	External Ear	89.	Uterus and Vagina
				90.	External Genitals

11.1.2. Index of Auricular Microsystem Points 91 - 180 : *English*

91.	Ovary or Testis	122.	Superior Cervical Ganglia	152.	Asthma
92.	Adrenal Gland	123.	Minor Occipital Nerve	153.	Antihistamine
93.	Cortisol	124.	Lumbar Spinal Cord	154.	Constipation
94.	Thymus Gland	125.	Thoracic Spinal Cord	155.	Hepatitis
95.	Mammary Gland	126.	Cervical Spinal Cord	156.	Hypertension
96.	Thyroid Gland	127.	Medulla Oblongata	157.	Hypotension
97.	Parathyroid Gland	128.	Pons	158.	Lumbago
98.	Pineal Gland	129.	Midbrain	159.	Muscle Relaxation
99.	Anterior Pituitary	130.	Brain	160.	Triple Warmer
100.	Posterior Pituitary	131.	Reticular Formation	161.	Appetite Control
101.	Gonadotrophins	132.	Trigeminal Nucleus	162.	Thirst Point
102.	Thyrotrophins	133.	Red Nucleus	163.	Alcoholic Point
103.	Parathyrotrophins	134.	Substantia Nigra	164.	Nervousness
104.	Adrenocorticotrophins	135.	Striatum	165.	Excitement
105.	Prolactin	136.	Anterior Hypothalamus	166.	Tuberculosis
106.	Salivary Gland	137.	Posterior Hypothalamus	167.	Bronchitis
107.	Sciatic Nerve	138.	Thalamic Nuclei	168.	Heat Sensations
108.	Preganglionic Sympathetic	139.	Limbic System	169.	Cirrhosis
109.	Postganglionic Sympathetic	140.	Hippocampus	170.	Pancreatitis
110.	Parasympathetic Nerves	141.	Amygdala Nucleus	171.	Nephritis
111.	Hypogastric Plexus	142.	Septal Nucleus	172.	Ascites
112.	Solar Plexus	143.	Cingulate Gyrus	173.	Mutism
113.	Vagus Nerve (X n.)	144.	Olfactory Bulb	174.	Hemorrhoids
114.	Audittory Nerve (VIII n.)	145.	Cerebellum	175.	Wind Stream
115.	Facial Nerve (VII n.)	146.	Corpus Callosum	176.	Central Rim
116.	Trigeminal Nerve (V n.)	147.	Occipital Cortex	177.	Apex of Tragus
117.	Oculomotor Nerve (III n.)	148.	Temporal Cortex	178.	Apex of Antitragus
118.	Optic Nerve (II n.)	149.	Parietal Cortex	179.	Apex of Ear
119.	Olfactory Nerve (I n.)	150.	Frontal Cortex	180.	Helix Points
120.	Inferior Cervical Ganglia	151.	Prefrontal Cortex		
121.	Middle Cervical Ganglia				

11.1.3. Index of Auricular Microsystem Points 181 - 215: *English*

181. Auditory Line
182. Aggressivity Point
183. Psychosomatic
184. Sexual Desire
185. Sexual Compulsion
186. Master Omega
187. Omega 1
188. Omega 2
189. Marvelous Point
190. Anti-Depressant Point
191. Mania Point
192. Nicotine Point
193. Vitality
194. Alertness
195. Insomnia
196. Dizziness
197. Sneezing
198. Weather
199. Laterality Point
200. Darwin's Point
201. Master Point for Lower Limbs
202. Master Point for Upper Limbs
203. Master Point for Ectodermal Tissue
204. Master Point for Mesodermal Tissue
205. Master Point for Endodermal Tissue
206. Master Point for Metabolism
207. Prostaglandins
208. Vitamin C
209. Vitamin E
210. Vitamin A
211. Mercury Toxicity
212. Analgesia
213. Hypnotic
214. Memory
215. Midbrow Intron Point

11.2.1. Index of Auricular Microsystem Points 0 - 90 : *Chinese*

0. 耳中(零點)	30. 手指	60. 口
1. (耳)神門	31. 手	61. 食道
2. 交感穴	32. 腕	62. 賁門
3. 丘腦穴	33. 小臂	63. 胃
4. 內分泌穴	34. 肘	64. 十二指腸
5. 搖擺點	35. 臂	65. 小腸
6. 過敏點	36. 肩	66. 大腸
7. 鎮靜點	37. 肩部控制點	67. 直腸(肛門)
8. 感覺點	38. 枕	68. 循環系統
9. 腦點	39. 顳	69. 心
10. 頸椎	40. 額	70. 肺
11. 胸椎	41. 額竇	71. 支氣管
12. 腰椎	42. 頂	72. 氣管
13. 骶骨	43. 顳下頜關節	73. 咽
14. 臀	44. 下頜	74. 喉
15. 頸	45. 上頜	75. 扁桃線
16. 鎖骨	46. 牙	76. 膈
17. 乳	47. 拔牙麻醉點	77. 蘭尾
18. 胸肋	48. 上、下顎	78. 蘭尾炎
19. 腹	49. 舌	79. 肝
20. 盆腔	50. 唇	80. 肝陽
21. 髖	51. 頰	81. 脾
22. 大腿	52. 面頰	82. 膽
23. 膝	53. 蕁麻疹	83. 胰
24. 小腿	54. 眼	84. 腎
25. 踝	55. 目	85. 輸尿管
26. 跟	56. 內鼻	86. 膀胱
27. 足	57. 外鼻	87. 尿道
28. 趾	58. 內耳	88. 前列腺
29. 拇指	59. 外耳	89. 子宮陰道
		90. 外生殖器

11.2.2. Index of Auricular Microsystem Points 91-180: *Chinese*

91. 內生殖器	122. 頸上神經節	152. 平喘
92. 腎上腺	123. 腦后神經	153. 脱敏
93. 可的松	124. 腰脊椎	154. 便秘
94. 胸腺	125. 胸脊椎	155. 肝炎點
95. 乳腺	126. 頸椎	156. 高血壓點
96. 甲狀腺	127. 腦干	157. 低血壓點
97. 甲狀膀腺	128. 橋腦	158. 腰痛
98. 松果体	129. 中腦	159. 肌松點
99. 前腦垂体	130. 腦	160. 三焦
100. 后腦垂体	131. 網狀結構	161. 饑點
101. 促性腺激素	132. 三叉神經核	162. 渴點
102. 甲狀腺激素	133. 紅核	163. 醉點
103. 甲狀旁骰腺激素	134. 黑質	164. 神經緊張
104. 促腎上腺激素	135. 紋狀体	165. 興奮點
105. 摧乳激素	136. 前下丘腦	166. 結核點
106. 腮腺	137. 后下丘腦	167. 支氣管
107. 坐骨神經	138. 丘腦核	168. 熱點
108. 節前交感	139. 綠色系統	169. 肝硬化點
109. 節后交感	140. 海馬	170. 胰臟炎點
110. 副交感	141. 杏仁核	171. 腎炎點
111. 下腹神經綱	142. 中間核	172. 腹水點
112. 腹腔神經綱	143. 扣帶回	173. 啞點
113. 迷走神經	144. 嗅球	174. 痔瘡
114. 聽神經	145. 小腦	175. 風溪
115. 面神經	146. 胼胝体	176. 緣中
116. 三叉神經	147. 枕皮層	177. 屏尖
117. 動眼神經	148. 顳皮層	178. 對屏尖
118. 視神經	149. 頂層	179. 耳尖
119. 嗅神經	150. 額皮層	180. 耳輪點
120. 頸下神經節	151. 額葉前皮層	
121. 頸中神經節		

11.2.3. Index of Auricular Microsystem Points 181 - 215 : *Chinese*

181. 聽覺線
182. 攻擊點
183. 身心反應點
184. 性慾控制
185. 性慾增強
186. 主歐姆
187. 歐姆1
188. 歐姆2
189. 奇點
190. 抗抑制點
191. 躁狂點
192. 戒煙點
193. 活力點
194. 活潑點
195. 失眠點
196. 眩暈點
197. 噴嚏
198. 氣候點
199. 單側性點(偏重一側點)
200. 達爾文點
201. 下肢控制點
202. 上肢控制點
203. 外胚層組織控制點
204. 中胚層組織控制點
205. 內胚層組織控制點
206. 新陳代謝作用點
207. 前列腺素
208. 維生素C
209. 維生素E
210. 維生素A
211. 貢中生毒
212. 止痛點
213. 催眠點
214. 記憶點
215. 印堂

11.3.1. Index of Auricular Microsystem Points 0 - 90 : *Français*

0. Point Zéro	30. Doigts	60. Bouche
1. Shen Men	31. Main	61. Oesophage
2. Point Autonomique	32. Poignet	62. Cardia
3. Point du Thalamus	33. Avant - Bras	63. Estomac
4. Point d'Endocrine	34. Coude	64. Duodénum
5. Point d'Oscillation	35. Bras	65. Intestin Grêle
6. Point d'Allergie	36. Épaule	66. Intestin Gros
7. Point Tranquilisant	37. Point Maître Épaule	67. Rectum
8. Point Maître Sensoriel	38. Occiput	68. System Circulaire
9. Point Maître Cérébral	39. Tempe	69. Coeur
10. Épine Cervicale	40. Front	70. Poumon
11. Épine Dorsale	41. Sinus Frontaux	71. Bronches
12. Épine Lombaire	42. Vertex	72. Trachée
13. Épine Sacrale	43. TMJ	73. Gorge
14. Région Fessière	44. Mâchoire Inférieure	74. Larynx
15. Cou	45. Mâchoire Supérieure	75. Amygdale
16. Clavicule	46. Dents	76. Diaphorèse
17. Sein	47. Analgésie Dentaire	77. Appendix
18. Poitrail et Côte	48. Palais	78. Maladies d'Appendix
19. Abdomen	49. Langue	79. Foie
20. Ceinture Pelvienne	50. Lèvres	80. Maladies de Foie
21. Hanche	51. Menton	81. Rate
22. Cuisse	52. Visage	82. Vésicule Biliaire
23. Genou	53. Maladies de Peau	83. Pancréas
24. Mollet	54. Oeil	84. Rein
25. Cheville	55. Maladies d'Oeil	85. Uretère
26. Talon	56. Nez Interne	86. Vessie
27. Pied	57. Nez Externe	87. Urètre
28. Orteils	58. Oreille Interne	88. Prostate
29. Pouce	59. Oreille Externe	89. Utérus et Vagin
		90. Organes Génitaux Éxterieres

11. 3. 2. Index of Auricular Microsystem Points 91 - 180 : Français

91. Ovaire ou Testicule	122. Cervicale Supérieure	152. Asthmatique
92. Glande Surrénale	123. Nerf Occipitale Mineure	153. Antihistamine
93. Cortisol	124. Moelle Épinière Lombar	154. Constipation
94. Thymus	125. Moelle Épinière Dorsale	155. Hépatite
95. Glandes Mammaires	126. Moelle Épinière Cervicale	156. Hypertension
96. Thyroïde	127. Bulbe Rachidien	157. Hypotension
97. Parathyroïde	128. Apophyse	158. Douleurs Lombaires
98. Glande Pinéale	129. Mésencéphale	159. Relâchement
99. Glande Pituitaire Antérieure	130. Cerveau	160. Triple Réchauffeur
100. Glande PituitairePostérieure	131. Formation Réticulaire	161. Contrôle de l'Appetit
101. HormoneGonadotropiques	132. Noyau Trigéminal	162. Point Soif
102. Hormone Thyrotropique	133. Noyau Rouge	163. Point d'Alcoolique
103. Hormone Parathyrotropique	134. Substance Noir	164. Nervosité
104. H. Adrénocorticotropique	135. Noyau Lenticulaire	165. Excitation
105. Prolactine	136. Hypothalamus Antérieur	166. Tuberculose
106. Glandes Salivaires	137. Hypothalamus Postérieur	167. Bronchite
107. Nerf Sciatique	138. Thalamus	168. Chaleur
108. Préganglioniques	139. Système Limbique	169. Cirrhose
109. Postganglionques	140. Hippocampe	170. Pancréatite
110. Nerveaux Parasympathiques	141. Noyau Amygdale	171. Néphritite
111. Plexus Hypogastrique	142. Noyau Séptale	172. Ascite
112. Plexus Solaire	143. Gyrus Cingulâte	173. Mutisme
113. Nerf Pneumogastrique	144. Circonvolution Olfactive	174. Hémorroïdes
114. Nerf Auditif	145. Cervelet	175. Courant de Vent
115. Nerf Facial	146. Corps Calleux	176. Borne centrale
116. Nerf Trigéminal	147. Cortex Occipital	177. Apex de Tragus
117. Nerf Oculomoteur	148. Cortex Temporal	178. Apex d'Antitragus
118. Nerf Optique	149. Cortex Pariétal	179. Apex d'Oreille
119. Nerf Olfacit	150. Cortex Frontal	180. Points de Hélix
120. Cervicale Inférieure	151. Cortex Préfrontal	
121. Cervicale Intermédiare		

11.3.3. Index of Auricular Microsystem Points 181 - 215 : *Français*

181. Ligne Auditive
182. Point Aggréssivité
183. Réactions Psychosomatiques
184. Désir Sexuel
185. Compulsion Sexuel
186. Oméga Maître
187. Oméga 1
188. Oméga 2
189. Point Merveilleux
190. Point Anti-Dépressant
191. Point pour Manie
192. Point de Nicotine
193. Vitalitée
194. Sur Guarde
195. Insomnie
196. Étourdissement
197. Éternuement
198. Point Climat
199. Point de Latéralité
200. Point de Darwin
201. Point Maître pour Membres Bras
202. Point Maître pour Membres Haut
203. Point Maître pour Tissue Ectoderme
204. Point Maître pour Tissue Mesoderme
205. Point Maître pour Tissue Endoderme
206. Point Maître pour le Metabolie
207. Prostaglandes
208. Vitamin C
209. Vitamin E
210. Vitamin A
211. Toxicite´de Mercure
212. Analgesia
213. Hypnotique
214. Memoire
215. Point Entre Yeux

11. 4. 1. Index of Auricular Microsystem Points 0 - 90 : *Español*

0. Punto Cero	30. Dedos	60. Boca
1. Shen Men	31. Mano	61. Esófago
2. Punto Autónomo	32. Muñeca	62. Cardias
3. Punto Tálamo	33. Antebrazo	63. Estómago
4. Punto Endocrino	34. Codo	64. Duodeno
5. Punto de Oscilación	35. Brazo	65. Intestino Delgado
6. Punto de Alergia	36. Hombro	66. Intestino Grueso
7. Punto Tranquilizante	37. Punto Maestro del Hombro	67. Recto
8. Punto Maestro Sensorial	38. Occipucio	68. Sistema Circulatorio
9. Punto Maestro Cerebral	39. Sien	69. Corazón
10. Raquis Cervical	40. Frente	70. Pulmón
11. Raquis Torácico	41. Seno Frontal	71. Brónquios
12. Raquis Lumbar	42. Vértice	72. Tráquea
13. Raquis Sacral	43. TMJ	73. Garganta
14. Nalgas	44. Mandíbula Inferior	74. Laringe
15. Cuello	45. Mandíbula Superior	75. Amígdulas
16. Clavícula	46. Dientes	76. Diaframa
17. Senos	47. Analgesia Dental	77. Appéndices
18. Pecho y Costillas	48. Paladar	78. Enfermedad del Apéndice
19. Abdomen	49. Lengua	79. Hígado
20. Cintura Pélvica	50. Labios	80. Enfermedad de Hígado
21. Cadera	51. Barbilla	81. Bazo
22. Muslo	52. Rostro	82. Vesícula Biliar
23. Rodilla	53. Enfermedads de la Piel	83. Páncreas
24. Pantorilla	54. Ojo	84. Riñón
25. Tobillo	55. Enfermedads Oculares	85. Uréter
26. Talón	56. Nariz Interna	86. Vejiga
27. Pie	57. Nariz Externa	87. Uretra
28. Dedos de los Pies	58. Óido	88. Próstata
29. Pulgar	59. Oreja	89. Útero y Vagina
		90. Genitales Externos

11. 4. 2. Index of Auricular Microsystem Points 91 - 180 : *Español*

#	Term	#	Term	#	Term
91.	Ovario o Testículos	122.	Ganglio Cervical Superior	152.	Asma
92.	Glándula Adrenal	123.	Nervio Occipital Menor	153.	Antihistamínico
93.	Cortisol	124.	Médula Espinal Lumbar	154.	Estreñimiento
94.	Glándula Timo	125.	Médual Espinal Torácico	155.	Hepatitis
95.	Glándula Mamaria	126.	Médula Espinal Cervical	156.	Hipertensión
96.	Glándula Tiroides	127.	Médula Oblongata	157.	Hipotensión
97.	Glándula Paratiroides	128.	Pons	158.	Lumbago
98.	Glándula Pineal	129.	Mesencéfalo	159.	Relajamiento
99.	Hipófisis Anterior	130.	Cerebro	160.	Calentador Triple
100.	Neuro Hipófisis Posterior	131.	Formación Reticular	161.	Control de Apetito
101.	Hormona Gonadotrópica	132.	Núcleo Trigémino	162.	Punto de Sed
102.	Hormona Tirotrópica	133.	Núcleo Rojo	163.	Punto Alcohólico
103.	Hormona Paratirotrópica	134.	Substancia Nigra	164.	Nerviosidad
104.	Hormona Adrenocortitrópica	135.	Estrato	165.	Excitación
105.	Prolactina	136.	Hipotálamo Anterior	166.	Tuberculosis
106.	Glándula Salival	137.	Hipotálamo Posteroir	167.	Bronquitis
107.	Nervio Ciático	138.	Núcleo Tálamo	168.	Calor
108.	Preganglónico Simpático	139.	Sistema Limbico	169.	Cirrosis
109.	Postganglónico Simpático	140.	Hipócampus	170.	Pancreatitis
110.	Nervios Parasimpáticos	141.	Núcleo Amygdala	171.	Nefritis
111.	Plexo Hipogástrico	142.	Núcleo Septal	172.	Ascitis
112.	Plexo Solar	143.	Gyros cingulate	173.	Mutismo
113.	Nervio Vagus	144.	Circonvolucíon Olfato	174.	Hemorroides
114.	Nervio Auditivo	145.	Cerebelo	175.	Corriente de Aire
115.	Nervio Facial	146.	Cuerpo	176.	Borde Central
116.	Nervio Trigémino	147.	Corteza Occipital	177.	Ápice del Tragus
117.	Nervio Oculomotor	148.	Corteza Temporal	178.	Ápice del Antitragus
118.	Nervio Óptico	149.	Corteza Parietal	179.	Ápice de la Oreja
119.	Nervio Olfactorio	150.	Corteza Frontal	180.	Puntos Hélice
120.	Ganglia Cervical Inferior	151.	Corteza Prefrontal		
121.	Ganglia Cervical del Medio				

11. 4. 3. Index of Auricular Microsystem Points 181 - 215 : *Español*

181. Linea Auditiva
182. Punto de Agresividad
183. Reacción Psicosomática
184. Deseo Sexual
185. Compulsión Sexual
186. Omega Maestra
187. Omega 1
188. Omega 2
189. Punto Maravilloso
190. Punto Antideprimiente
191. Punto de Manía
192. Punto de Nicotina
193. Vitalidad
194. Listo
195. Insomnia
196. Mariado
197. Estornudo
198. Punto Climatico
199. Punto de Lateralidad
200. Punto de Darwin
201. Punto Maestro para los Miembros Inferiores
202. Punto Maestro para los Miembros Superiores
203. Punto Maestro para el Tejido Ectodermal
204. Punto Maestro para el Tejido Mesodermal
205. Punto Maestro para el Tejido Endodermal
206. Punto Maestro para Metabolisar
207. Prostaglandina
208. Vitamina C
209. Vitamina E
210. Vitamina A
211. Toxicidad de Mercurio
212. Analgésico
213. Hypnótico
214. Memoria
215. Punto Intron de Medio Frente

11.5.1. Index of Auricular Microsystem Points 0 - 90: *Deutsch*

0. Nullpunkt	30. Finger	60. Mund
1. Shen Men	31. Hand	61. Speiseröhre
2. Autonomer Punkt	32. Handgelenk	62. Mageneingang
3. Thalamuspunkt	33. Unterarm	63. Magen
4. Endokrinpunkt	34. Ellbogen	64. Duodenum
5. Oszillationspunkt	35. Arm	65. Dünndarm
6. Allergiepunkt	36. Schulter	66. Dickdarm
7. Beruhigungspunkt	37. Meisterpunkt der Schulter	67. Rektum
8. Sensorischer Hauptpunkt	38. Occiput	68. Blutkreislauf
9. Zerebraler Hauptpunkt	39. Tempus	69. Herz
10. Halswirbelsäule	40. Stirn	70. Lunge
11. Brustwirbelsäule	41. Stirnhöhle	71. Bronchien
12. Lendenwirbelsäule	42. Vertex	72. Trachea
13. Kreuzbein	43. TMJ	73. Rachen
14. Gesäß	44. Unterkieferknochen	74. Larynx
15. Hals	45. Oberkieferknochen	75. Tonsille
16. Schlüsselbein	46. Zähne	76. Diaphragma
17. Brust	47. Zahnanalgesie	77. Appendix
18. Brustkorb and Rippe	48. Palatum	78. Appendixleiden
19. Bauch	49. Zunge	79. Leber
20. Beckengürtel	50. Lippen	80. Leberleiden
21. Hüfte	51. Kinn	81. Milz
22. Oberschenkel	52. Gesicht	82. Gallenblase
23. Knie	53. Hautleiden	83. Pankreas
24. Wade	54. Auge	84. Niere
25. Knöchel	55. Augen Leiden	85. Ureter
26. Ferse	56. Innere Nase	86. Harnblase
27. Fuß	57. Äußere Nase	87. Urethra
28. Zehen	58. Innenohr	88. Prostata
29. Daumen	59. Äußeres Ohr	89. Uterus und Vagina
		90. Äußere Genitalien

11. 5. 2. Index of Auricular Microsystem Points 91 - 180 : Deutsch

91. Ovarium oder Testis	122. Obere Zervikalganglien	152. Asthma
92. Nebenniere	123. Kliener Okzipitalnerv	153. Antihistamin
93. Kortisol	124. Lumbar Rückenmark	154. Verstopfung
94. Thymusdrüse	125. Thorakrales Rückenmark	155. Hepatitis
95. Brustdrüse	126. Zervikrales Rückenmark	156. Hypertonie
96. Thyreoidea	127. Medulla Oblongata	157. Hypotonie
97. Nebenschilddrüse	128. Pons	158. Lumbago
98. Zirbeldrüse	129. Mittelhirn	159. Muskelentspannung
99. Hypophysenvorder-lappen	130. Gehirn	160. Dreifacher Erwärmer
100. Hypophysenhinter-lappen	131. Formatio Reticularis	161. Appetitkontrolle
101. Gonadotrope Hormone	132. Trigeminuskern	162. Durstpunkt
102. Thyreotropes Hormon	133. Nucleus Ruber	163. Alkoholpunkt
103. Parathyreotropes Hormon	134. Substantia nigra	164. Nervosität
104. Adrenokortikotropes Hormon	135. Striatum	165. Erregung
105. Prolaktin	136. Vorderer Hypothalamus	166. Tuberkulose
106. Speicheldrüsen	137. Hinterer Hypothalamus	167. Bronchitis
107. Ischiasnerv	138. Thalamuskerne	168. Hitze
108. Sympathische Praeganglionäre	139. Limbisches System	169. Leber Zirrhose
109. Sympathische Postganglionäre	140. Hippokampus	170. Pankreatitis
110. Parasympathische Nerven	141. Amygdala Nukleus	171. Nephritis
111. Plexus Hypogastricus	142. Septum Nukleus	172. Aszites
112. Plexus Solaris	143. Gyrus cinguli	173. Mutismus
113. Vagusnerv	144. Bulbus Olfactorius	174. Hämorrhoiden
114. Hörnerv	145. Cerebellum	175. Windstrom
115. Nervus Facialis	146. Corpus Callosum	176. Zentraler Rand
116. Nervus Trigeminus	147. Okzipitalrinde	177. Tragusspitze
117. Nervus Oculomotorius	148. Temporal-Kortex	178. Antitragusspitze
118. Nervus Opticus	149. Parietal-Kortex	179. Ohrspitze
119. Nervus Olfactorius	150. Frontal-Kortex	180. Helixpunkte
120. Untere Zervikalganglien	151. Praefrontal-Kortex	
121. Mittlere Zervikalganglien		

11. 5. 3. Index of Auricular Microsystem Points 181 - 215 : *Deutsch*

181. Gehörlinie
182. Aggressionspunkt
183. Psychosomatische Reaktionen
184. Sexualverlangen
185. Sexualzwang
186. Meister Omega
187. Omega 1
188. Omega 2
189. Wunderpunkt
190. Antidepressionspunkt
191. Maniepunkt
192. Nikotinpunkt
193. Vitalität
194. Wachsamkeit
195. Insomnie
196. Schwindel
197. Niesen
198. Wetter Punkte
199. Lateralitätspunkt
200. Darwin's Punkt
201. Meisterpunkt der unteren Gliedmaßen
202. Meisterpunkt der oberen Gliedmaßen
203. Meisterpunkt des Ektodermen Gewebes
204. Meisterpunkt des Mesodermen Gewebes
205. Meisterpunkt des Entodermen Gewebes
206. Meisterpunkt des Metabolismus
207. Prostata
208. Vitamin C
209. Vitamin E
210. Vitamin A
211. Quecksilbervergiftung
212. Schmerzlinderungspunkt
213. Hypnosisch
214. Gedächtnispunkt
215. Mittelstirnpunkte

11.6.1. Index of Auricular Microsystem Points 0 - 90: *Japanese*

0. ゼロ点
1. 霊口
2. 内因点
3. 視床点
4. 内分泌点
5. 振動点
6. アレルギー点
7. 精神安定点
8. 感覚支配点
9. 大脳支配点
10. 頸椎棘
11. 胸椎棘
12. 腰椎棘
13. 仙骨棘
14. 臀部
15. 首
16. 鎖骨
17. 乳房
18. 胸と肋骨
19. 腹部
20. 下肢帯
21. 股関節部
22. 腿
23. 膝
24. ふくらはぎ
25. 踝または足首
26. 踵またはかかと
27. 足
28. 足指
29. 拇指
30. 指
31. 手
32. 手首
33. 前腕
34. 肘
35. 腕
36. 肩
37. 肩支配
38. 後頭
39. 側頭
40. 前頭
41. 前頭洞
42. 頭頂
43. 側頭下顎間関節
44. 下顎
45. 上顎
46. 歯
47. 歯痛覚欠如
48. 口蓋
49. 舌
50. 唇
51. 顎
52. 顔
53. 皮膚の状態
54. 眼
55. 眼の状態
56. 鼻内部
57. 鼻外部
58. 内耳
59. 外耳
60. 口
61. 食道
62. 噴門
63. 胃
64. 十二指腸
65. 小腸
66. 大腸
67. 直腸
68. 循環器系
69. 心臓
70. 肺
71. 気管支
72. 気管
73. 咽頭
74. 喉頭
75. 扁桃腺
76. 横隔膜
77. 虫垂
78. 虫垂の状態
79. 肝臓
80. 肝臓の状態
81. 脾臓
82. 胆嚢
83. 膵臓
84. 腎臓
85. 尿管
86. 膀胱
87. 尿道
88. 前立腺
89. 子宮と腟
90. 外生殖器

11.6.2. Index of Auricular Microsystem Points 91 - 180: *Japanese*

91. 卵巣または睾丸	122. 上頚神経節	152. 喘息
92. 副腎	123. 短後頭神経	153. 抗ヒスタミン
93. コルチソル	124. 腰仙髄	154. 便秘
94. 胸腺	125. 胸髄	155. 肝炎
95. 乳腺	126. 頚髄	156. 高血圧
96. 甲状腺	127. 脳幹	157. 低血圧
97. 上皮小体	128. 脳橋	158. 腰痛
98. 松果体腺	129. 中脳	159. 筋弛緩法
99. 下垂体前葉腺	130. 脳	160. 三温療法
100. 下垂体後葉腺	131. 網様体	161. 食欲コントロール
101. 生殖腺刺激 (FSH, LH)	132. 三叉神経核	162. 口渇点
102. 甲状腺性刺激 (TSH)	133. 赤核	163. アルコール点
103. 副甲状腺性刺激 (PSH)	134. 黒質	164. 神経質
104. 副腎皮質刺激 (ACTH)	135. 線条体	165. 興奮
105. 下垂体前葉 (LTH)	136. 前視床下部	166. 結核
106. 唾液腺	137. 後視床下部	167. 気管支炎
107. 座骨神経	138. 視床核	168. 熱感
108. 神経系節前神経	139. 大脳辺縁系	169. 肝硬変
109. 神経系節後神経	140. 海馬	170. 膵炎
110. 副交感神経	141. 小脳扁桃核	171. 腎炎
111. 下腹神経叢	142. 中隔核	172. 腹水症
112. 腹神経叢	143. 帯状回	173. 無言症
113. 迷走神経 (X神経)	144. 嗅神経球	174. 痔
114. 聴神経 (VIII神経)	145. 小脳	175. 呼吸流
115. 顔面神経 (VII神経)	146. 脳梁	176. 中心縁
116. 三叉神経 (V神経)	147. 後頭皮質	177. 耳珠尖
117. 動眼神経 (III神経)	148. 側頭皮質	178. 対珠尖
118. 視神経 (II神経)	149. 頭頂皮質	179. 耳尖
119. 嗅神経 (I神経)	150. 前頭皮質	180. 耳輪点
120. 下頚神経節	151. 前頭葉前方皮質	
121. 中頚神経節		

11. 6. 3. Index of Auricular Microsystem Points 181 - 215 : *Japanese*

181. 聴覚線
182. 攻撃性点
183. 心身
184. 性的欲求
185. 性的強迫
186. オメーガ支配
187. オメーガ1
188. オメーガ2
189. 驚嘆点
190. 坑抑制点
191. 躁点
192. ニコチン点
193. 生命力
194. 機敏
195. 不眠症
196. 眩暈
197. くしゃみ
198. 天候
199. 利き腕点
200. ダルウィン点

201. 下肢の支配点
202. 上肢の支配点
203. 外胚葉組織の支配点
204. 中胚葉組織の支配点
205. 内胚葉組織の支配点
206. 新陳代謝の支配点
207. プラスタグランジン
208. ビタミンC
209. ビタミンE
210. ビタミンA
211. 水銀毒性
212. 鎮痛
213. 催眠
214. 記憶
215. 前頭中央イントロン点

11.7.1. Index of Auricular Microsystem Points 0 - 90 : *Korean*

0. 제로점	30. 손가락	60. 입
1. 신 문	31. 손	61. 식 도
2. 자율점	32. 손 목	62. 분 문
3. 시상점	33. 전 완	63. 위
4. 내분비점	34. 팔꿈치	64. 십이지장
5. 진 동 점	35. 팔	65. 소 장
6. 엘러지점	36. 어 깨	66. 대 장
7. 진 정 점	37. 주어깨점	67. 직 장
8. 주감각점	38. 후 두 골	68. 순 환 계
9. 주 뇌 점	39. 측 두	69. 심 장
10. 경 추	40. 전 두	70. 폐
11. 흉 추	41. 전 두 동	71. 기 관 지
12. 요 추	42. 두 정	72. 기 관
13. 선 추	43. 악 관 절	73. 인 후
14. 둔 부	44. 하 악	74. 후 두
15. 목	45. 상 악	75. 편 도 선
16. 쇄 골	46. 치 아	76. 횡 격 막
17. 유 방	47. 치아진통점	77. 충수돌기
18. 가슴 및 늑골	48. 구 개	78. 맹장염점
19. 복 부	49. 혀	79. 간
20. 골 반 대	50. 입 술	80. 간 양 점
21. 관 골 부	51. 턱	81. 비 장
22. 대 퇴	52. 안 면	82. 담 랑
23. 무 릎	53. 피 부 점	83. 췌 장
24. 소 퇴	54. 눈	84. 신 장
25. 발 목	55. 안 질 점	85. 수 뇨 관
26. 발뒷굼치	56. 내 비	86. 방 광
27. 발	57. 외 비	87. 요 도
28. 발 가 락	58. 내 이	88. 전 립 선
29. 엄 지 손	59. 외 이	89. 자 궁, 질
		90. 외생식기

11. 7. 2. Index of Auricular Microsystem Points 91 - 180 : Korean

91. 고환 또는 난소
92. 부　　신
93. 코 티 졸
94. 흉　　선
95. 유　　선
96. 갑 상 선
97. 부 갑 상 선
98. 송 과 체
99. 전뇌하수체
100. 후뇌하수체
101. 성선자극홀몬
102. 갑상선자극홀몬
103. 부갑상선자극홀몬
104. 부신피질자극홀몬
105. 유즙분비자극홀몬
106. 타액분비선
107. 좌 골 신 경
108. 절전교감신경
109. 절후교감신경
110. 부교감 신경
111. 하복 신경총
112. 복강 신경총
113. 미 주 신 경
114. 청 신 경
115. 안 면 신 경
116. 삼 차 신 경
117. 동 안 신 경
118. 시 신 경
119. 후 신 경
120. 하경부 신경절
121. 중경부 신경절

122. 상경부 신경절
123. 뇌 후 신 경
124. 요 선 수
125. 흉　　수
126. 경　　수
127. 연　　수
128. 교
129. 중　뇌
130. 뇌
131. 망상형성점
132. 삼차신경핵
133. 적　핵
134. 흑　질
135. 선 조 체
136. 전시상하부
137. 후시상하부
138. 시 상 핵
139. 변 연 계
140. 해　마
141. 편 도 핵
142. 중 간 핵
143. 대 상 핵
144. 후신경구
145. 소　뇌
146. 뇌　량
147. 후두피질
148. 측두피질
149. 두정피질
150. 전두피질
151. 전전두엽피질

152. 천 식 점
153. 항히스타민점
154. 변 비 점
155. 간 염 점
156. 고혈압점
157. 저혈압점
158. 요　통
159. 근이완점
160. 삼　초
161. 식욕조절점
162. 갈 증 점
163. 숙 취 점
164. 신경과민점
165. 흥 분 점
166. 결 핵 점
167. 기관지염점
168. 온열감각
169. 간경화점
170. 췌장염점
171. 신 염 점
172. 복 수 점
173. 벙어리점
174. 치 질 점
175. 풍　계
176. 중 심 환
177. 이 주 첨
178. 대이주첨
179. 이　첨
180. 이 륜 점

11.7.3. Index of Auricular Microsystem Points 181 - 215 : *Korean*

181. 변태점
182. 공격점
183. 심신반응점
184. 성욕점
185. 성욕억제점
186. 주오메가점
187. 오메가 1
188. 오메가 2
189. 경이점
190. 항우울점
191. 열광점
192. 니코틴점
193. 활력점
194. 각성점
195. 불면점
196. 현훈점
197. 재채기점
198. 기후점
199. 편마비점
200. 다윈씨 점
201. 주하지점
202. 주상지점
203. 주외배엽점
204. 주중배엽점
205. 주내배엽점
206. 주신진대사점
207. 프로스타그란딘점
208. 비타민 C 점
209. 비타민 E 점
210. 비타민 A 점
211. 수은해독점
212. 무통점
213. 최면점
214. 기억점
215. 이마 중심 인트론점

11.8.1. Index of Auricular Microsystem Points 0 - 90 : *Russian*

0	Нулевая точка	30	Пальцы руки	60	Рот
1	Точка Шен Мен	31	Кисть руки	61	Пищевод
2	Автономная точка	32	Запястье	62	Кардиальное отверстие
3	Точка Таламуса	33	Предплечье	63	Желудок
4	Эндокринная точка	34	Локоть	64	Двенадцатиперстная кишка
5	Колебательная точка	35	Верхняя часть руки	65	Тонкий кишечник
6	Аллергическая точка	36	Плечо	66	Толстый кишечник
7	Транквилизирующая точка	37	Лопатка	67	Прямая кишка
8	Основная чувствительная точка	38	Затылок	68	Кровеносная система
9	Основная церебральная точка	39	Висок	69	Сердце
10	Затылочный позвонок	40	Лоб	70	Легкое
11	Грудной позвонок	41	Лобная пазуха	71	Бронхи
12	Поясничный позвонок	42	Макушка головы	72	Трахея
13	Крестцовый позвонок	43	Сустав нижней челюсти	73	Горло
14	Ягодицы	44	Нижняя челюсть	74	Гортань
15	Шея	45	Верхняя челюсть	75	Миндалина
16	Ключица	46	Зубы	76	Диафрагма
17	Грудь	47	Обезболивание зубов	77	Аппендикс
18	Грудина и ребра	48	Небо	78	Состояние аппендикса
19	Брюшная полость	49	Язык	79	Печень
20	Тазовый пояс	50	Губы	80	Состояние печени
21	Верхняя часть бедра	51	Подбородок	81	Селезенка
22	Нижняя часть бедра	52	Лицо	82	Желчный пузырь
23	Колено	53	Состояние кожи	83	Поджелудочная железа
24	Голень	54	Глаз	84	Почка
25	Щиколотка	55	Состояние глаз	85	Мочеточник
26	Пятка	56	Нос изнутри	86	Мочевой пузырь
27	Стопа	57	Нос снаружи	87	Мочеиспускательный канал
28	Пальцы стопы	58	Ухо снаружи	88	Предстательная железа
29	Большой палец на руке	59	Ухо изнутри	89	Матка и влагалище
				90	Наружные половые органы

11.8.2. Index of Auricular Microsystem Points 91 - 180: *Russian*

91	Яичники и яички	119	Обонятельный нерв	149	Теменной кортекс
92	Надпочечная железа	120	Нижнезатылочный узел	150	Лобный кортекс
93	Кортизол	121	Среднезатылочный узел	151	Префронтальный кортекс
94	Вилочковая железа	122	Верхнезатылочный узел	152	Астма
95	Молочная железа	123	Малый затылочный нерв	153	Антигистамин
96	Щитовидная железа	124	Пояснично-спинная структура	154	Запор
97	Околощитовидная железа	125	Грудинно-спинная структура	155	Гепатит
98	Шишковидная железа			156	Повышенное давление
99	Передняя слизистая железа	126	Затылочно-спинная структура	157	Пониженное давление
100	Задняя слизистая железа	127	Костный мозг	158	Люмбаго
101	Гонадотропные гормоны	128	Мост	159	Мышечная расслабленность
102	Гормоны, стимулирующие щитовидную железу	129	Средний мозг	160	Триада
103	Гормоны, стимулирующие околощитовидную железу	130	Мозг	161	Контроль аппетита
		131	Сетчакатка	162	Точка жажды
104	Адренокортикотропный гормон	132	Тройничный первичный центр	163	Точка алкоголя
105	Пролактин	133	Красное ядро	164	Нервозность
106	Слюнные железы	134	Черная субстанция	165	Восторг
107	Седалищный нерв	135	Полосатое тело	166	Туберкулез
108	Симпатическая нервная преганглионарная система	136	Передний гипоталамус	167	Бронхит
		137	Задний гипоталамус	168	Восприятие тепла
109	Парасимпатическая нервная система	138	Ядро таламуса	169	Цирроз
110	Симпатическая постганглионарная нервная система	139	Система конечностей	170	Панкреатит
		140	Гипиокамп	171	Нефрит
111	Нижнегастральное сплетение	141	Миндалины	172	Асцит
112	Солнечное сплетение	142	Перегородное септальное ядро	173	Мутизм, задержка речи
113	Блуждающий нерв	143	Извилина коры полушарий головного мозга	174	Геммороид
114	Слуховой нерв	144	Обонятельная луковица	175	Поток ветра
115	Лицевой нерв	145	Мозжечок	176	Центральный край
116	Тройничный нерв	146	Мозолистое тело	177	Верхушка козелка
117	Глазодвигательный нерв	147	Затылочное корковое вещество	178	Верхушка противокозелка
118	Глазной нерв	148	Височный кортекс	179	Верхушка уха

11.8.3. Index of Auricular Microsystem Points 181 - 215 : *Russian*

180	Точки ушной раковины	201	Главная точка нижних конечностей
181	Слуховая линия	202	Главная точка верхних конечностей
182	Точка агрессивности	203	Главная точка эстодермальных тканей
183	Психосоматическая реакция	204	Главная точка месодермальных тканей
184	Сексуальное желание	205	Главная точка эндодермальных тканей
185	Сексульная одержимость	206	Главная точка обмена веществ
186	Основная Омега	207	Предстательная железа
187	Омега I	208	Витамин С
188	Омега II	209	Витамин Е
189	Удивительная точка	210	Витамин А
190	Антидепрессивная точка	211	Ртутное отравление
191	Маниакальная точка	212	Обезболивание
192	Никотиновая точка	213	Гипноз
193	Жизнедеятельность	214	Память
194	Бдительность	215	Межбровная точка
195	Бессоница		
196	Головокружение		
197	Чихание		
198	Погода		
199	Точка латерализации		
200	Точка Дарвина		